■ 임상화학문제집 정오표 ■

Page	표기됨	정정
p8 (3번)	몰농도(mEq/L or mmol/L)	몰농도(mEq/L)
p11 (35번)	질량(m)과 수를	질량(m)/전하(z)를
p12 (44번)	Na: 12-crown-4 K: 15-crown-4	Na+: 15-crown-5 K+: 18-crown-6
p13 (50번)	변동(변이)계수= x100%	변동(변이)계수= $\frac{SD}{평균}$ x100%
p13 (53번)	정밀도	정확도
p15(12번)	바아	받아
p16(36번)	1U	1 IU
p20 (44번)	γ-GGT	γ-GT
p20 (47번)	Lipase(LAP)	Lipase(LPS)
p30 (83번의 4)번)	크르티솔	코르티솔
p30 (마지막 줄)	유암종	유암종(carcinoid tumor, 신경내분비종양)
p60 (22번)	가장 영향을 받는 것은?	상승하는 것은?
p65 (59번의 3번)	Commassie	Coomassie
p67 (73번)	사용하는 정도관리 방법은?	사용하고 우발과 계통오차를 구별하는 정도관리 방법은?
문제73번의 정답	②	③
p70 (96번)	Coomassibrillinant blue	Coomassie brillinant blue
p70 (98번)	표준검체가	표준시약이
p71 (101번)	정답 ①	정답 ②
p76 (37번)	트랜스레틴	트랜스타이레틴
p78 (7번문제)	트랜스티레틴	트랜스타이레틴
p80 (23번의 1번)	Aminoblack 10B	Amido black 10B
p96 (39번-해설)	chylomicrondl	chylomicron이
p103(12번)	② 헤파린-$MgCl_2$법	② 헤파린-$MnCl_2$법
p112 (15번)	Uricase	Urease
p113 (23번-정답)	②	①
p124 (28번)	LD가 중가하여서	LD가 증가하여서
p143 (1번-정답)	①	⑤
p155 (7번)-1,2,5	Sulfonillic	Sulfanilic acid
p155 (12번)	핵황달에서는 빌리루빈이	핵황달에서는 간접 빌리루빈이
p157 (20번)	2.0mg/dL......8.2mg/dL	8.2mg/dL.......2.0mg/dL
p159 (35번)	Clearance test	Creatinine Clearance test
p178 (5번)	② 갈색세포층	② 갈색세포종
p178 (5번의 정답)	①	②
p179 (8번)	③ 디기톡신	③ 디곡신 (digoxin)
p181(21번)	비타민 B	비타민 E
p181(22번)	⑤ 간	⑤ 심장
p193(24번)	Mg^{2+} 13 mEq/L를 mg/dL로 환산하면 얼마인가?(단, Mg의 분자량은 24) ① 0.156 ② 15.6 ③ 25.6 ④ 105.6 ⑤ 156.6	Mg^{2+} 10mEq/L를 mg/dL로 환산하면 얼마인가?(단, Mg의 원자량은 24) ① 10 ② 12 ③ 14 ④ 15 ⑤ 16
p254	14회: 21번 ⑤, 24번 ①	14회: 21번 ①, 24번 ②

요약 및 모의고사

1st edition

임상화학문제집

Clinical Chemistry Key Point & Explanation

임상화학연구회

청구문화사

머리말

임상화학을 강의하다 보면 내용이 어려워서 이해하기 힘들다는 학생들이 상당히 있습니다. 특히 임상화학 I (총론부분)은 각종 검사를 실시하는 기기들을 중심으로 그 분석원리를 이해하는 내용이 대부분이고 더욱이 기기들을 눈으로 보지 않고 이해하는 것은 결코 쉬운 것이 아니기에 어렵다는 말을 듣곤 합니다. 하지만 임상화학 II (각론부분)의 내용은 진단검사의학과에서 실시하는 검사들을 소개하고 그 검사의 원리 및 임상학적 의의를 이해하는 내용으로 학생들이 대부분 흥미를 가지고 재미있다고 합니다. 이러한 현실을 바탕으로 학생들이 쉽고 재밌게 임상병리사 국가고시를 완벽하게 준비할 수 있는 임상화학문제집을 출간하게 되었고 학생들에게 도움이 되었으면 좋겠다는 소망을 가져봅니다.

이번 새로 출간한 이 교재의 목적은 임상화학의 내용을 보다 쉽게 이해하여 국시준비를 하는데 많은 도움이 되도록 하는데 초점을 맞추었습니다. 특히, 다른 교재와 차별된 점은 최종 핵심정리 및 단답형 문제들이 포함되었고 더욱이 15회에 걸친 모의고사를 통하여 최종적으로 학생 스스로 본인의 실력을 최종 점검하여 국가시험에서 만점을 받을 수 있는 실력과 자신감을 갖도록 구성하였습니다.

각 문제마다 해설이 있으면 더 효율적이라 생각하지만 그것보다는 학생들이 스스로 다른 교재를 찾아보고 빈 공간에 오답노트 등을 필기해 나가면서 학습을 하는 것이 목적이고 또한, 교수님들이 강의에 많이 활용할 수 있도록 하고자 하는 것이 교재집필의 목적입니다.

집필을 마치고 보니 많은 아쉬움과 부족함을 느끼게 됩니다. 이러한 점들은 지속적으로 추후 수정·보완해 나갈 것을 다짐드리며 앞으로 임상병리사 국가고시가 case studies 등 사례중심으로 문제들이 출제되어야 한다는 생각에 좀 더 심화된 문제를 수록하여 학생들의 실력이 향상되는 방향으로 보완해 나가도록 하겠습니다.

임상화학은 기본 원리의 이해를 바탕으로 이해하고 암기하고 특히 문제를 많이 풀어봐야 합니다. 임상화학 공부를 하는 모든 임상병리학과 학생들에게 이 교재가 예비 임상병리사가 되기 위한 임상화학 파트에서 좋은 성적을 얻어 모두 다 임상병리사 면허증을 취득하길 진심으로 소망합니다.

끝으로 본 교재가 완성되기까지 수고하신 청구문화사 이상태 사장님과 이민규 부장님 그리고 교재편집에 수고하신 안상희 과장님께 진심으로 감사한 마음을 전합니다.

2023년 8월

임상화학연구회 저자대표 박 철 인

목 차

CHAPTER 1 Summary

임상화학 이론 8

임상화학 I / 8

임상화학 II / 14

국시기출문제(Keywords & Short questions) 34

중요 계산 문제 41

CHAPTER 2 단원별 문제

1. 임상화학 I 46

단답형 / 46　　객관식 / 57

2. 단백질 (proteins) 72

단답형 / 72　　객관식 / 77

3. 지질 (lipids) 87

단답형 / 87　　객관식 / 91

4. 탄수화물 (carbohydrates) 98

단답형 / 98　　객관식 / 102

5. 비단백질소 화합물 (Non Protein Nitrogen, NPN) 107

단답형 / 107　　객관식 / 110

6. 효소 (Enzyme) 115

단답형 / 115　　객관식 / 120

7. 전해질 (electrolytes) 131

단답형 / 131 객관식 / 135

8. 산-염기 평형 및 혈액가스 140

단답형 / 140 객관식 / 143

9. 간 및 신장 기능검사 148

단답형 - 간기능 검사 / 148 단답형 - 신장기능 검사 / 152
객관식 / 154

10. 호르몬 163

단답형 / 163 객관식 / 168

11. TDM 및 표지자, 비타민 172

단답형 - TDM 및 독성학 / 172 단답형 - 비타민 및 표지자 / 175
객관식 / 178

12. 종양 표지자와 뼈표지자 182

단답형 / 182

13. 계산문제 184

CHAPTER 3 실전 모의고사

모의고사 1회 ~ 15회 190

모의고사 정답 252

01

Summary

임상화학 이론

• 임상화학 I

1. ★<u>**SI 기본단위**</u>: 질량(kg), 길이(m), 시간(s), 온도(K), 광도(cd), 전류 (A), 물질량 (mol), 부피는 기본단위가 아님 (주의할것!!)

2. ★<u>**중요 단위의 접두어**</u>: 10^{-6} (micro), 10^{-9} (nano), 10^{-12} (pico) 등

3. 몰농도 (mol/L), 노르말 (Eq/L)
   예) Ca 10mg/dL를 전환
   M (mmol/L): 10 × 10 / 40 = 2.5 mmol/L
   N (mEq/L): 10 × 10 / 20 = 5 mEq/L

   ★몰농도 (mEq/L or mmol/L)의 단위 변환 = $\dfrac{\text{용질의 양(mg/dL)} \times 10}{\text{분자량(당량 = 분자량 / 원자가)}}$

   ** <u>**mEq/L = mmol/L x 원자가**</u>
   (Na가 100 mEq/L = 100 mmol/L이고, Ca이 100 mEq/L = 50 mmol/L이다)

4. ★<u>**용량플라스크 및 용량피펫**</u>: 시약, 표준용액, 완충용액 제조
   * 뷰렛: 산염기 적정,
   * 오스트발트-폴린피펫(Ostwald-Folin pipette): 점조성 용액 측정

5. 혈당측정용 진공채혈관:
   ★<u>**회색 (뚜껑색), NaF**</u> (항응고제-해당계효소인 <u>**enolase를 저해**</u>한다)포함

6. ★<u>**헤파린 진공채혈관의 용도: 혈액가스와 전해질측정**</u>

7. 물의 순도를 나타내는 지표: 전기저항이 높고 전도율이 낮을수록 순도가 높다.

8. 대부분의 화학검사, 면역학, 혈액학, 기타 임상검사영역에서 일반적으로 사용하는 물: II형

9. <u>**공복시 채혈 (식후상승)**</u>: ★<u>**혈당**</u>, 당부하시험, 중성지방, 인슐린
   * <u>**식사에 영향을 안받는 것**</u>: ★<u>**콜레스테롤**</u>, 인지질

10. 운동에 의해 상승: CK

11. 서있을 때가 누워있을 때보다 높은 것: ★ **단백질 (알부민) 및 칼슘**

12. ★ **일내변동 (아침에 높고 밤에 낮은 것): ACTH, 코르티솔**
일내변동이 큰 것: 혈청, 철

13. 전혈을 그대로 장시간 실온에 방치했을 때 **증가**하는 것: 암모니아, 무기인, K, ACP
* **감소**하는 것: Glucose, Total CO_2, Ca, Uric acid

14. 소아 > 성인: ALP (뼈 지표)

15. 남성 > 여성: CK, 요산
여성 > 남성: HDL-C (* 에스트로겐이 HDL-C를 증가, 폐경기이후 HDL-C 급격히 감소)

16. ★ **용혈에 의해 상승**: **LD**, **K**, AST, Fe 등
★ **용혈에 의해 감소**: **Na**, Ca, 혈당 등
* **용혈에 영향을 받지 않는 것**: **BUN**, **NPN**, GGT, LAP

17. ★ **곧바로 검체를 냉각 (on ice): 암모니아, 혈액가스** (냉각을 안하면 pO_2와 pH가 감소)

18. 혈액가스 측정용 검체가 공기에 노출될 때: pO_2증가, pH 증가, pCO_2 감소

19. ★ **검체 보존 시 빛 차단: 빌리루빈**

20. 동맥혈 > 정맥혈: glucose

21. ★ **냉장보다 실온에 : LD_4, LD_5 (저온에 민감함)**

22. 혈청을 실온에 방치했을 때 감소하는 것: 유리형 콜레스테롤
(LCAT에 의해 유리형이 에스테르형으로 전환됨)

23. Lambert-Beer 법칙: **용액의 흡광도는 농도와 광로의 길이에 비례**한다.
(* 이 법칙을 가장 잘 적용한 검사법-분광광도법)
[흡광도는 농도와 셀의 두께의 곱에 비례]
[A = ε(분자의 흡광계수) × l (셀의 두께) × c (몰농도)]

24. ★ **흡광도(A) = 2 - logT%**
(투과율일 10%일 때, A = 2 - log10 = 2 - 1 = 1)

25. 분광광도계: 광원 - 단색화장치(분광기 - 파장선택, 회절격자 및 프리즘) - 시료용기(큐벳) - **수광부(광검출기: 빛을 전류로 바꿈)** - 판독기

26. 컷필터 (cut filter): 미광 (목적 파장 이외의 빛) 제거, * 반치폭: 단색화장치의 성능평가

27. **형광광도계:** 광전자증배관과 램프와 ★ **직각방향에 있음** (광원의 영향을 피하고 형광만 검출하기 위함, 비타민 및 호르몬 측정)
* **네펠로미터도 일직선상에 있지 않음**

28. ★ **원자흡광분석(AAS)** - 광원으로 ★ **속빈음극램프(중공음극램프) 사용, Ca, Mg, Fe, Zn 등의 중금속 측정**

29. 탁도분석: 면역글로불린을 비롯한 미량 혈장 단백질이나 종양표지자 측정
흡광도 측정-비탁법, ★ **산란광측정-네펠로메트리(여러 각도)**

30. ★ **반사율 광도분석: 드라이 케미스트리, POCT 이용**

31. ★ **화학발광분석법: 〈광원〉이 없다.** 루미놀 사용

32. 화학발광면역측정법: 감도가 매우 높음

33. ★ **형광편광 면역측정법: 약물과 같은 저분자 항원 측정**

34. 가시광선범위: 400 - 800 nm

35. ★ **질량분석 (MS)**: 원자나 분자를 **이온화하여** 질량(m)과 수를 측정함으로 물질을 동정하거나 농도를 측정 (* 질량분석부: 여기서 ★ **질량/전하비(m/z)에 따라 분리**)

36. ★ **전기영동**: 전하를 띠고 있는 입자나 분자가 전기장 안에서 반대극으로 이동하는 현상을 분석. **이동도 입자의 총 전하량과 비례하고 용액의 마찰계수와 반비례**

37. ★ **모세관 전기영동(액체를 따라 분리)의 원리**: **전기삼투현상** (*액체와 고체가 접촉하는 곳에 전압을 가하면 하전 입자 및 분자의 전기영동 현상과 반대방향으로 **액체가 이동하는 현상**)

38. **셀룰로스 아세트산염막 전기영동**: 완충용액 (★ **바비탈 완충용액, pH 8.6, 이온강도 0.06-0.07, 염색시약(단백질)-Ponceau-S, 3R, Coomassie blue, Amino Black**)

39. **크로마토그래피: 분리할 성분이 정지상(고정상)과 이동상에 대한 친화상의 차이에 의해 분리하는 분석법**

* **HPLC**-정지상과 이동상이 모두 액체이기 때문에 성분이 어느 쪽에 더 친밀성이 있는가? 즉, 분배에 의해 용출이 결정, 즉, **정지상의 액체이면** ★ **분배의 원리를 따름**), **고압펌프**

40. 이온선택전극
* ★ **유리전극**: **pH**, **Na** (산화알루미늄, 산화붕산 함유)
* ★ **액막전극**: **K^+ (발리노마이신 함유)**, Ca^{2+}등

41. pH meter: 전극 내부액과 다른 용액 (피검액)에 전극을 넣으면 유리막 내외에 피검액의 pH에 대응한 전위차가 생김. 이 전류를 증폭시켜 pH로 계산하는 원리. 즉, 〈★ **전위차의 변화**〉의 원리임

42. * ★ **$pH = -log[H^+]$ $pOH = -log [OH^-]$**
★ **pH 4와 7의 차이는 1,000배 차이**
0.001M HCl의 pH는 $pH = -log 10^{-3} = -(-3) = 3$
0.01M NaOH의 pH는 12, $pOH = -log [OH^-] = -(-2) =2$
($pH + pOH = 14$)이므로 $pH = 12$

43. ★ **pH 표준 완충용액 (프탈산염 4.01, 탄산염 10.02)**

44. 크라운에터(에테르) 전극
Na: 12-crown-4, K: 15-crown-5

45. ★ **Clark 전극 (pO_2 측정)**: 양극 - 은/염화은 전극, 음극 - 백금(Pt) 전극 (전자를 잃거나 획득함으로 생기는 ★ **전류를 측정**)
★ **Severinghaus 전극 (pCO_2 측정)** - 전극은 CO_2는 통과하지만 H^+는 통과하지 못하는 **Teflon 반투과정막으로 구성**, (** **pH의 변화로부터 pCO_2를 계산, H^+를 측정**)

46. 전량분석법 (Coulometry): 염화물 측정

47. ★ **삼투압측정**: 용액중에 포함되어 있는 ★ **용질의 입자수 측정** (* 빙점삼투계 이용 - **비해리성 물질 1 mol은** ★ **어는점 1.86℃**를 낮추는 것에 근거)
NaCl은 Na^+와 Cl^-로 **해리되어** 2개의 입자가 생겨서 **2 Osm**
포도당 같은 비해리성 분자 1 M은 1 Osm
(어떤 분자의 오스몰은 몰 농도에 분자가 해리할 때 생기는 입자수를 곱하면 된다)
오스몰랄 농도 측정 = 삼투압 측정은 같은 의미
* 단위: ★ **mOsm/Kg (H_2O)**

48. **A) 정밀도 (재현성)관리-**
a) **내부관리법** (★ **환자의 측정치(데이터)**로부터 통계적으로 산출하는 방법-정상자 평균치법, 넘버 플러스법, 반복측정법, 델타체크법 (현재와 직전의 결과를 비교하여 환자의 상태를 파악), 경고치 검색법)
b) **외부관리법** (★ **관리혈청을 이용**) - Levey-Jennings 관리도법, 쌍치법 (2개의 시료사용, 우발과 계통오차 구분), 누화법 (**자동분석장치 적용**, 경향변동(trend), 편측변동(shift)현상 관찰,

B) 정확도 (참값) 관리- 회수시험, 표준법과의 비교, 표준혈청에 의한 검정, **Control survey(정확도 위주) - 표준편차지수(SDI), 변동계수비(CVR), 변동지수점수(VIS)**

49. 기술오차
* **우발오차** - 일회성으로 일어나며 조작부주위, 기구오염 등
* **계통오차** - 시정을 하지 않으면 연속해서 발생 (**표준액이나 시약의 변질**, 분석기구의 이상 - 기포발생 등, 분석방법의 변경, 분석사의 교대, 시약교체

50. ★변동(변이)계수 = × 100%

일반적인 CV 허용한계: 5% 미만

(* 정밀도는 측정치의 분산정도를 나타내며, 그것을 나타내는 지표는 표준편차(SD)이다.)

51. **측정치가 정규분포인 경우에는** ★**평균치±2SD** (★**95.5%)를 기준범위**로 한다.

(* 정규분포를 보인 도수곡선에서 평균치±2SD를 벗어나는 경우는 4.5%이상 (100%-95.5%)이다. 즉 **평균치±2SD를 벗어나는 경우는 100회 중 약 5회 정도**

52. Westgard Multirule에서 1-3S, R-4S:우발오차

★**1-2S: 경고 (*검사를 진행해도 괜찮음)**

53. ★**표준편차지수 (Standard Deviation Index, SDI)** - 같은 장비를 사용하는 동류 검사실 그룹과 외부 신빙도 조사를 받고 있는 검사실간의 정밀도를 비교하는 지수

(* 0일 때 이상적임)

• 임상화학 II

1. Glucose ($C_6H_{12}O_6$ - **분자량 180**)

2. **모든 단당류와 설탕 (sucrose)을 제외한 이당류는** ★ **환원당 (reducing sugar)**이다.
Sucrose는 알데하이드기와 케톤기가 없다.

3. ★ **해당(glycolysis): 1 glucose → 2 pyruvate** (세포질, 혐기적인 상태). ATP 생성. 혐기적 조건에서 피루브산은 젖산탈수소효소 (LD)에 의해 젖산으로 환원되며, 호기적조건에서는 미토콘드리아로 들어가 TCA cycle과 전자전달계를 거치며 ATP 생성

4. **정상 성인의 공복시 혈당치** (★ **70-105 mg/dL), 뇌척수액(CSF)은 정맥혈의** ★ **약 60%에 해당**

5. 혈당의 신역치: 160-180 mg/dL (* 혈당치가 높아도 신역치를 넘지 않으면 소변으로 배설되지 않는다)

6. ★ **혈당감소호르몬 - 인슐린**
혈당증가호르몬 - 글루카곤, 에피네프린, 코르티솔, 성장호르몬

7. 당뇨병에서의 대사변화 - ★ **당뇨병성 케톤산증** (diabetic ketoacidosis - 간 세포에서 증가한 acetyl-CoA로부터 콜레스테롤과 케톤체(acetoacetic acid)를 형성, **주로 type 1에서 발생**), 주로 인슐린이 부족할 때 발생함

8. ★ **Hexokinase (HK)법 - 혈당측정 국제표준법**
NADPH의 흡광도를 ★ **340 nm**에서 측정
* **경구포도당부하시험 (OGTT) - 2시간 (120분)째의 값**

9. Glucose oxidase (GOD) 전극법-전자가 음극으로 이동하며 전류가 발생. 이 전류차는 glucose 농도에 비례
(* 혈당자가측정 및 POCT 검사법에 이용)

* Glucose oxidase (GOD-POD)법

$$\beta\text{-glucose} + H_2O + O_2 \xrightarrow{GOD} \text{글루콘산 (gluconic acid)} + H_2O_2$$

$$4\text{-아미노안티피린} + H_2O_2 \xrightarrow{POD} \text{적색퀴논} + H_2O$$

** 이 방법은 요산, **ascorbic acid**, glutathione과 같은 환원력을 가진 여러가지 혈청 성분들이 과산화수소수를 소모시켜 **위음성을 일으킨다**.

10. ★**당화 헤모글로빈 검사 (HbA1c test)**: ★**8-12주 (2-3개월) 전의 평균 혈당치**를 알고자 할 때 측정 (* **HPLC로 측정함**, 4.6-6.2%, HbA1c는 적혈구 수명이 짧아지면 낮아지고 유전성 헤모글로빈 이상증에서도 낮아짐)

11. **당화알부민 (프록토사민)** 검사: ★**2-3주전의 평균 혈당치 반영**

12. 1,5-AG: 이것은 glucose와 유사하기 때문에 재흡수는 glucose에 의해 경쟁적인 간섭을 받아 요당의 증가에 의해 소변으로의 AG 배설이 증가하여 혈중 AG가 감소함

13. [혈청 단백질]

* **알부민** - 빌리루빈, 지방산, Ca, Cu등을 운반하고 교질삼투압과 산염기 평형을 유지. 전체의 약 60%를 차지, **전기영동에서 (+)극으로** ★**가장 빨리 이동**
* α_1-globulin: α_1-산성당단백질, α_1-태아단백질 (AFB-간세포암에서 증가)
* **α_2-globulin**: ★**세룰로플라스민 (Cu운반)**, 합토글로빈 (Hb 수송)
* **β-globulin** (용혈에 영향을 받음): ★**트랜스페린 (철 수송)**, 헤모펙신 (헴 결합), 피브리노젠 (피브린 혈병 형성), 보체
* **γ-globulin** (** **전기영동에서 전기삼투의 영향을 받음** - 전기영동에서 지지체와 완충용액이 접촉하면 고체표면은 (-)전하를 띠고, 액체는 (+)를 띤다. 따라서 감마 글로불린처럼 약하게 음전하를 띠는 것은 양극으로 이동하는 힘이 약하며 완충용액이 음극으로 이동할 때 따라서 이동한다 - 전기삼투현상)

★ **면역글로블린** (* IgM이 분자량의 가장 크고, **IgG는 태반통과**), ★**CRP (급성 염증 반응 물질)**

알부민, α_1, α_2, β-globulin: 주로 간에서 합성

면역 글로불린: B-cell(B 림프구)과 형질세포(plasma cell)에서 생성

* ★**프리알부민**
    - **(트렌스아이레틴, TTR)-단기간의 영양지표**
    - **레티놀 결합단백질 (RBP) - 레티놀 (비타민A) 운반**

14. ★**총단백질 측정**

단백질 (펩타이드 결합, 펩타이드 결합수가 3개 이상일 때 가능) + ★**뷰렛시약 (알카리성 Cu^{2+})** → Cu-펩타이드 킬레이트 화합물 (착염) 형성 (자홍색-청자색, 545 nm)

* **뷰렛시약: $CuSO_4 \cdot 5H_2O$ (발색시약), KI (Cu^{2+}가 Cu^+로의 환원방지), 타르타르산 나트륨칼륨 (수산화구리의 침전을 방지), NaOH (pH 조절)**

15. Albumin 측정

알부민 + ★**BCG (석신산 완충용액: pH 4.2, yellow)** → 청녹색 (630 nm)

알부민 + BCP (아세트산 완충용액: pH 5.2, yellow) → 청색 (605 nm)

16. 혈청 단백질의 전기영동 패턴

* ★**간경화증(만성간장애)**: 알부민 감소, ★**γ-globulin의 증가로 β-γ bridging**을 나타냄
* ★ **다발성 골수종** (monoclonal protein, M protein): **γ-globulin (특히** ★**IgG(50%, IgA(25%) 등)의 상승**

• **벤스-존스 단백질 나타남 (40~60℃에서 침전, 80~100℃에서 다시 용해)**

★**신(콩팥)증후군: 알부민이 감소하고 α_2-globulin의 상승 (단백질 누출형)**

17. 총콜레스테롤 측정법 (TC): 효소법

에스테르형 C(70%), 유리형 C (30%)

$$\text{에-C} + H_2O \xrightarrow{\text{cholesterolesterase}} \text{유-C} + \text{지방산}$$

$$\text{유-C} + O_2 \xrightarrow{\text{cholesteroloxidase}} \text{콜레스테논} + H_2O_2$$

$$H_2O_2 + \text{4-aminoantipyrine} \xrightarrow{\text{peroxidase}} \text{적색 퀴논}$$

* **Cholesterol의 탄소수**: ★**27개**

18. ★**HDL-C 측정법 (침전법)**

헤파린-$MnCl_2$, 헤파린-$MgCl_2$, 덱스트란황산-$MgCl_2$ 또는 폴리에틸렌글리콜(PG)로 Apo B를 가진 카일로마이크론, LDL, VLDL을 침전시키고 상층액의 HDL을 효소법으로 측정

19. LDL-C 측정

★LDL-C = TC - (HDL-C + TG/5) [TC: Total cholesterol]

(단, TG가 400 mg/dL 미만일때만 적용함)

* TG 측정: 추출 - 검화(비누화 - KOH 사용) - 산화 - 발색

20. 실온에서는 혈청 중의 유리형 콜레스테롤이 LCAT의 반응에 의해 에스테르형 콜레스테롤로 되기 때문에 냉장보존한다.

21. ★외인성 TG 함유: Chylomicron (creamy layer)

* TG (중성지방): glycerol 1분자 + fatty acid 3분자

* **지단백의 구조**

내부: 에스테르형 콜레스테롤, TG

외부: 유리형 콜레스테롤, 인지질, Apolipoprotein

22. ★**내인성 TG를 가장 많이 함유: VLDL**

23. 비중: Chylomicron < VLDL < IDL < LDL < ★HDL

(* **HDL - 말초조직의 콜레스테롤을 간으로 운반**)

24. **LDL: 콜레스테롤을 가장 많이 함유**

(* **LDL-콜레스테롤을 말초조직으로 운반**)

★Chylomicron: **외인성(식이성) TG를 근육이나 지방조직으로 운반**

25. **관상동맥질환 (CAD)의 위험성이 높은 조건: LDL 증가, HDL 감소**

26. 지질단백질의 전기영동 분획

★Chylomicron (원점), VLDL (pre-β), LDL (β), HDL (α)

27. ★LDL: Apo B-100이 아포지질단백질의 95%를 차지

28. ★HDL: Apo A-I이 65%를 차지, 아포지질단백질이 지질단백질 입자의 50%를 차지,

HDL의 주요 지질성분 - 인지질

* **인지질 - 레시틴** (세포막의 주성분)이 대부분

29. 혈청에 가장 많이 있는 것: LDL

30. ★**<u>Apo A-I</u>**, C-I: **<u>LCAT를 활성화</u>**

31. Fredrickson 및 WHO의 고지혈증 분류

- I형: 카일로마이크론 증가 (상층에 크림층), 투명
- V형: 카일로마이크론 및 VLDL 증가, 상층에 크림층, 혼탁함
- ★**<u>IIa형, IIb형: LDL 증가</u>**

32. Lipoprotein(a) [Lp(a)]
LDL의 변형지질단백질, 아테롬성 동맥경화증 (atherosclerosis)의 위험인자

33. ★LD의 조효소: NAD/NADH
★**<u>AST와 ALT의 조효소: 비타민 B6의 유도체인 Pyridoxal phosphate (PALP) or P-5'-P (Pyridoxal-5'-Phosphate)</u>**

34. K_m은 Michaelis-Menten 정수로서 효소와 기질의 친화성을 나타내며, ★1/2 V_{max}일때의 기질의 농도 (mol/L)를 나타내며, K_m 값이 작을수록 효소와 기질과의 친화성이 높다.

35. ★**<u>경쟁적저해: V_{max} 변함없음, K_m 증가</u>**
★**<u>비경쟁적저해: V_{max}는 감소, K_m 변함없음</u>**

36. ★**<u>1U (U/L): 시료 1L중에서 1분동안 기질 1 μmol을 생성물로 변화시킬 수 있는 효소의 양</u>**

37. 효소분류

- <u>EC1</u>: ★**<u>산화환원효소 (LD)</u>**
- **<u>EC2: 전이효소 (AST, ALT, CK, GGT)</u>**
- EC3: 가수분해효소 (ACP, ALP, **<u>AMS</u>**, **<u>LPS</u>**, ChE)

** α-D-glucose을 β-D-glucose로 전환시키는 효소: mutarotase (EC5-isomerase 이성질화효소)

38. 아미노기 전이효소

- AST: 심장 (급성 심근경색), ALT: 간 (간질환)

- Asp + α-ketoglutarate $\underset{\text{PALP}}{\overset{\text{AST}}{\rightleftarrows}}$ Oxaoacetate + Glu
- Ala + α-ketoglutarate $\underset{\text{PALP}}{\overset{\text{ALT}}{\rightleftarrows}}$ Pyruvate + Glu

** AST와 ALT 측정법-Karmen법

★ **AST와 ALT의 조효소: 비타민 B6의 유도체인 Pyridoxal phosphate (PALP) or P-5'-P (Pyridoxal-5'-Phosphate)**

39. ★ **Alkaline Phosphatase (ALP): 뼈 질환 지표** (* 소아기 10-16세때 상승)

40. Creatinine Kinase (CK) - **3개의 동종효소**

* **ATP 사용, 활성제로 Mg^{2+}가 필요**

★ CK-MB: 급성 심근경색 (with CK-MM: 골격근에 많음)

CK-BB: 뇌혈전, 뇌경색, 뇌손상

41. ★ **심근경색을 진단을 위한 표지자**

- CK, **CK-MB**, LD, LD1, LD2, AST, **마이오글로빈**, **심장 트로포닌 I and T**
- 급성심근경색 시 마이오글로빈이 가장 먼저 상승
- CK > AST > LD 순으로 상승

42. **Lactate dehydrogenase (LD)-5개의 동종효소**

\- 해당의 최종단계에서 작용하는 산화환원 효소

젖산 + NAD+ $\underset{\text{pH7.5}}{\overset{\text{LD, pH9.5}}{\rightleftarrows}}$ 피루브산 + NADH + H^+

★ **LD_1, LD_2 상승: 심근경색, 악성빈혈**

★ **LD_4, LD_5 (특히 LD_5): 급성 간염**

* **LD_4와 LD_5: 실온에 보관**

43. ★ **Amylase (AMS): 급성 췌장(이자)염**

★ **Ca^{2+}를 함유하고 Cl^-이 활성제**

녹말 (starch) $\xrightarrow{\text{AMS}}$ glucose, 맥아당(maltose), 덱스트린

* amylase의 기질액: 녹말

* 타액(saliva)이 혼합된 경우 가장 영향을 많이 받음

44. ★Gamma Glutamyltransferase (γ-GGT) :★**간 담도계질환 (특히 알코올성 간질환**, 담즙울체증, 간경화, 약물성 간장애, 간암 등)에서 상승

45. ★Cholinesterase (Pseudocholinesterase, SChE) :**유기인제제 (농약, 살충제 등)에 노출정도 여부**

간기능 검사 (합성장애에 문제 - ★**간질환에서 ChE는 70% 감소**)

46. ★Acid Phosphatase (ACP): ★**전립샘** (PSA - prostate specific antigen:**전립샘암 종양 표지자)**, 법의학에서 성폭력 여부시 측정 효소

47. ★Lipase (LAP)

★**급성 췌장염**, 만성 췌장염 등 췌장질환에서 상승

중성지방 (TG) $\xrightarrow{\text{Lipase}}$ 글리세롤 + 지방산 (fatty acid)

48. ★**5'-NT (nucleotidase) - 간질환**

Aldolase (ALD)-근육 및 간질환 (현재는 백혈병 진단에 사용)

* ★**BNP (B-type Natriuretic Peptide): 심부전 지표**

49. NPN (Nonprotein Nitrogen) 성분

★**요소(가장 많음)** > 아미노산 > 요산 > 크레아틴 > **암모니아**

50. 요소 (Urea) - 단백질 분해, 아미노산의 탈아미노 반응에 의해 생긴 암모니아로부터 간에서 요소회로를 통해 생성함

요소질소 × 2.14 = 요소

* 증가: 사구체신염, 콩팥기능 부전
* **감소: 간경변 (간에서 요소가 생성되기 때문)**
* **항응고제인 플로오린화나트륨 (NaF)은 Urease를 저해하기 때문에 NaF가 포함된 혈장을 사용하면 안된다.**

51. ★**요산 (Uric acid) - 핵산의 퓨린(purine) 염기인 아데닌과 구아닌의 이화작용의 산물 (★퓨린체의 분해산물)**

* **고요산혈증(hyperuricemia)**: ★**통풍 (gout)**
* **레슈-니한증후군(Lesch-Nyhan Syndrome): 퓨린 전구체 축적 증가**

측정 (효소법)

$$\text{Uric acid} + O_2 + 2H_2O \xrightarrow{\text{※ uricase}} {}^{\star}\text{Allantoin} + CO_2 + H_2O_2$$

52. 크레아티닌 (creatinine)과 크레아틴 (creatine)

＊ 크레아틴: 아르지닌, 글라이신, 메티오닌으로부터 주로 간에서 합성되어 근육등으로 운반되고 크레아틴인산으로 전환된 후 고에너지원으로서 작용

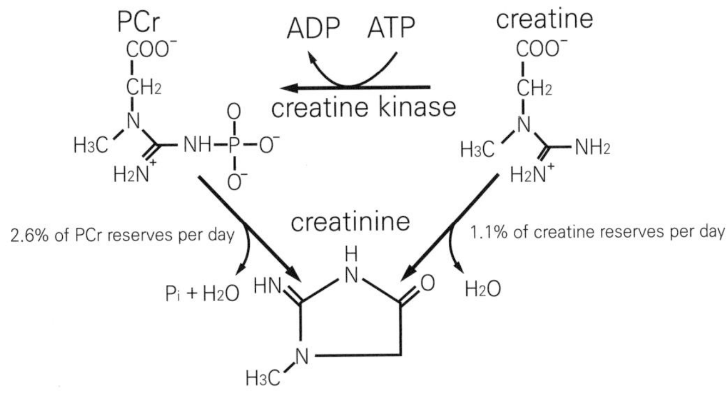

$$\text{크레아틴} \xrightarrow{H_2O} \textbf{크레아티닌}$$

$$\text{크레아틴인산} \xrightarrow{H_2O,\ P} \textbf{크레아티닌}$$

• 혈청 크레아티닌 상승: 신부전(특히, 사구체기능상실)

• 혈청 크레아틴 상승: 근퇴행위축증, 소아마비

＊ **신장의 ★여과기능의 평가지표 (토리여과율, glomerular filtration rat, GFR)**

GFR: 사구체(토리)에서 **1분당** 여과되는 혈장량

＊ ★**Ccr (mL/min)** = Ucr × Vu/Pcr

(Ccr: creatinine clearance, ★**Vu: 1분당 형성된 소변량 (mL/min)**, Pcr: 혈장 크레아티닌 농도, Ucr: 소변 크레아티닌 농도)

예〉 소변 C–120 mg/dL, 혈장 C–1.2 mg/dL, 24시간의 소변량–1,440 mL일 때 Ccr은?

1,440ml/24hrs × 60분 = 1 ml/min

＊＊ Ccr = 120 × 1/1.2 = 100 ml/min

＊ 측정 (★**야페반응, Jaffe's reaction**)

$$^{\star}\text{Creatinine} + {}^{\star}\text{Picrate} \xrightarrow{OH^-} \text{적색-오렌지}$$

53. 암모니아

단백질 대사동안 아미노산의 탈아미노화 반응에 의해 생긴 암모니아는 간에서 요소로 전환되어 신장을 통해 제거된다.

★간성혼수 (hepatic coma): 암모니아 증가

* **★라이 증후군(Reye syndrome)**, 신부전, 만성간부전, 간경화증, 간성 뇌병증에서도 **암모니아가 증가됨**
* 암모니아를 측정하기 위한 검체는 채혈 후 **즉시 ★얼음물에 넣어 운반하며 20분이내에 0-4℃에서 원심분리한다.**

- 항응고제는 EDTA-2Na나 헤파린을 사용
- 혈구 내에는 혈장보다 3배나 더 많은 양의 암모니아가 있기 때문에 용혈은 위양성을 일으킴

54. 나트륨 (Na^+)

- **세포외액에서 가장 ★많은 양이온**
- **★삼투압에 영향을 많이 미침**
- 여과량의 99.4%가 신세뇨관에서 재흡수
- 저나트륨혈증 - 부신피질 기능저하(애디슨병)
- 고나트륨혈증 - 요붕증, 신세뇨관질환

* 애디슨병: 부신피질(겉질) 호르몬인 코르티솔과 알도스테론이 저하되는 질환
  (나트륨 - 저하, 칼륨 - 상승)
* 기준범위: 136 - 145 mmol/L

55. 칼륨 (K^+)

- 세포내액에서 가장 많은 양이온
- 콩팥역치는 없다.
- 적혈구/혈장 비율: **적혈구가 혈장보다 20 - 25배 많아 ★용혈이 있을 경우 증가**
- 저칼륨혈증 - 구토, 설사, 쿠실증후군
- 고칼륨혈증 - 급/만성 신부전

* 기준범위: 3.5 - 5.1 mmol/L

56. 염화물 (Cl^-)

- **세포외액에서 가장 ★많은 음이온**
- 삼투압(오스몰농도) 유지, 혈액양유지
- **염화물이동** (세포의 전기적 중성을 유지하기위해)
- 세뇨관에서 Na^+의 재흡수는 Cl^-에 의해 제한됨

* 기준범위: 98 - 107 (100 - 110 mmol/L)
* Sweat chloride test → 낭포성 섬유종(cystic fibrosis) 검사

57. 칼슘 (Ca^{2+})

- 자극전도, 신경전달물질 방출, 근육수축, 혈액응고 등
- 혈장에서의 존재형태 [**유리형 or 이온형 - 50%** (생리적으로 중요한 형태), 단백질 결합형 - 40%, 음이온 - 10%]

★ **부갑상샘호르몬 (PTH)** - 혈장 Ca농도 증가

- 칼시토닌-혈장 Ca 농도 감소

* 부갑상샘기능항진증: 혈청 Ca 증가, 혈청 Pi 감소 (* 혈장 칼슘과 무기인의 농도는 역으로 변동함. 칼슘이 상승하면 무기인은 저하됨)
* 심한 **저칼슘혈증에서는** 무기력과 피곤, 신경 및 근육에 대한 증세로 전신경련이 특징인 ★ **테타니(tetany)를 일으킴**
* 측정법

★ **σ-크레졸프탈레인콤플렉스(cresolphthalein complexone, σ-CPC)**

σ-CPC + Ca^{2+} → 적색 (**Mg^{2+}의 영향을 없애기 위해** 은폐제인 ★**8-하이드록시퀴놀린(hydroxyquinoline)을 사용**

58. 마그네슘 (Mg^{2+})

- 체내에서 4번째, 세포내에서는 2번째로 많은 양이온

* 측정법

★ **자일리딜블루(크실리딜블루)법** - Red

Titan yellow법 - 적색

칼마기트법 (Calmagite - Mg)

포르마잔법 (Formazan - Mg)

* 비색법은 ★**Ca의 간섭을 억제하기 위해** ★**EGTA (ethylene glycol tetracetic acid)를 첨가**

59. 무기인 (Pi)

- 혈액에서의 인산 이온의 형태: 인산수소 이온 (HPO_4^{2-}) 80%, 인산이수소 이온 ($H_2PO_4^-$) 20%
- HPO_4^{2-}는 세포내액에서 가장 많은 음이온
- 뼈와 치아에 주로 존재-칼슘 다음으로 많은 무기질

* 측정법

효소법 (PNP-XOD-POD법)

★ **몰리브덴 블루법 (Fiske-Subbarow법)**

소아에서 수치가 높으며, 일내 변동이 있다. (아침에 낮고 오후에 높다)

60. 철(Fe)

- 산소운반 (헤모글로빈, 미오글로빈), 전자전달반응(시트크롬)
- **트렌스페린**: 간에서 합성, β-globulin분획에 속하고 **1분자는 2분자의 ★ Fe^{3+}와 결합**
- 페리틴: 체내의 주된 저장 철의 형태

* 주요질환

철결핍성빈혈: 혈청철 감소, TIBC와 UIBC는 증가

용혈성빈혈: 혈청철 증가, TIBC와 UIBC는 감소

* 측정법

분리-환원 (아스코르브산으로 환원)-발색

★ **발색제-ferrozine (red), bathophenanthroline** 황산나트륨 (red, 국제 표준법)

* 최근에는 제단백 조작을 생략하고 단백질 변성제나 계면활성제를 이용하여 트렌스페린으로부터 철을 유리시키는 직접법이 이용

* 총 철결합능(TIBC) 측정

탄산마그네슘($MgCO_3$)으로 과잉 철 제거

** TIBC - 혈청 철 = 불포화 철 결합능 (UIBC)

61. 구리 (Cu)

★ **세룰로플라스민 (ceruloplasmin, 구리단백질, α_2-globulin 분획)**, 시토크롬 C 산화효소등의 금속성 효소의 성분

★ **윌슨병(Wilson disease)** - 세룰로플라스민이 선척적으로 결핍

- 임신, 흡연시 Cu 증가

* 측정법

분리와 제단백 - 환원 (아스코르브산 사용) -발색 (★ **바소큐프로인 설폰산염**, 디에틸디티오카르밤산 사용)

62. 혈액가스

- 신체의 산염기 균형과 산소공급형태를 파악하기 위함, 폐의 가스교환능력을 알아보기 위함
- **혈액에서 완충작용이 가장 큰 완충계는 ★ 탄산 (H_2CO_3)과 탄산수소이온(HCO_3^-)이다.**

* ★ **동맥혈**액가스분석 (ABGA)

- **항응고제** - ★ **액체헤파린 (헤파린 나트륨)**
- 온도 - 37도 (1℃ 상승마다 약 0.015가 감소)
- **주사기내 기포 제거**
- 검체운반 - **반드시** ★ **얼음통에 (on ice) 넣어 운반할 것** (채혈 후 15분 이내로 검사할 것)

63. 혈액가스분석기로 **직접 측정하는 것**

- ★ **pH, pCO_2, pO_2** (*HCO_3^- 및 총 CO_2는 계산으로 산출한다)

* 기준범위*

★ **pH: 7.35-7.45**

pCO_2 (mmHg): 35-45

pO_2 (mmHg): 80-110

64. 산-염기 평형의 이상

* Henderson-Hasselbalch 식

$$pH = pKa + \log \frac{[HCO_3^-]}{[H_2CO_3]}$$

$$pH = pKa + \log \frac{HCO_3^-}{pCO_2 \times 0.03}$$

* **혈장의 pH가 7.4일때 HCO_3^- : H_2CO_3 = ★20 : 1**

- HCO_3^- = 총CO_2 - (0.03 × pCO_2)

- 혈액에 녹아있는 CO_2의 압력측정은 탄산 (H_2CO_3)의 농도와 밀접하게 관련이 있다.

* ★ **탄산 (H_2CO_3)의 변화: 호흡효과,**

* ★ **탄산수소이온 (HCO_3^-): 대사효과**

종류	pH	H_2CO_3	HCO_3^-	보상	질환
호흡성 산증 (Respiratory acidosis)	↓	↑	–	↑ HCO_3^-	폐기종, 폐렴, 폐결핵
호흡성 알카리증 (Respiratory alkalosis)	↑	↓	–	↓ HCO_3^-	과호흡, 뇌염
대사성 산증 (Metabolic acidosis)	↓	–	↓	↓ H_2CO_3	신우염
대사성 알카리증 (Metabolic alkalosis)	↑	–	↑	↑ H_2CO_3	구토, 소화제다량섭취

** 보상이란?

- 콩팥(신장)과 폐의 항상성 작용으로 정상 pH를 맞추려고 하는 작용 (정상 pH를 유지시키려 하는 작용)

★pCO_2의 변화없이 pH, HCO_3^-가 증가하는 상태: 대사성 알카리증

65. ★ **음이온 갭 (anion gap)**

측정된 양이온과 측정된 음이온 사이의 수학적 차이를 통해 단백질, 황산염, 인산염, 유기산과 같은 측정되지 않은 음이온의 분포를 측정 (* 분석장치를 평가하고 정도관리에 이용, 전기적인 중성에 관여하는 주된 양이온과 음이온의 분석오류를 파악하는데 유용)

- **음이온갭에서 가장 큰 성분**: ★ **알부민**

* **음이온 갭이 증가하는 질병: 케톤산증, (대사성 산증의 원인) 젖산 산증, 요독증**

66. 혈액가스 검체가 공기에 노출될 때

★ **pO_2와 pH는 증가, pCO_2는 감소**

* 검체가 공기에 노출되면 혈액과 공기의 기체 분압 차이에 의해 일어난다.

67. 공기와 완전히 차단된 혈액검체를 2시간 이상 실온에 방치할 경우 일어나는 변화

★ **pO_2와 pH 감소, pCO_2는 증가**

* 공기와 완전히 차단된 혈액 검체가 실온에 방치되면 적혈구에서 해당과 기타 산화대사가 일어난다. 그 과정에서 산소가 소비되고 해당에 의해 이산화탄소와 젖산이 증가됨

68. 지혈대를 매고 빨리 채혈한다. 울혈이 길어지면 pO_2가 감소하고, pCO_2가 증가하고 pH가 낮아진다.

69. ★ **염기과잉 (base excess, BE)**

- pCO_2의 감소에 의해 HCO_3^-/H_2CO_3 비율이 상승하거나 pCO_2에 비해 HCO_3^-이 상대적으로 상승하거나, 비호흡성 완충제(단백질, 인산염등)가 상승한 상태를 염기과잉이라 함. 정상적인 범위 0 ± 2.5 mmol/L

★ **대사성 산증에서는 (-), 대사성 알카리증에서는 (+)**

70. ★ **빌리루빈의 대사**

1) **노화 적혈구가 그물내피세포(주로 ★ 지라)에서 파괴** - 헴이 유리됨 - 헴 산소화효소 (heme oxygenase)에 의해 ★ **빌리버딘 (biliverdin)**이 되고 - 이것은 다시 빌리버딘 환원효소 (biliverdin reductase)에 의해 ★ **빌리루빈**(오렌지 - 황색색소, 비수용성)이 됨

2) ★ **알부민과 비공유적으로 결합 (bilirubin-albumin complex, 간접, 비결합형 또는 유리형 빌리루빈, 혹은 알파 빌리루빈)하여** ★ **간으로 운반됨**

* 델타빌리루빈-알부민과 공유결합한 결합형 빌리루빈 (직접 빌리루빈으로 분류하고 신생아 황달이나 간질환 회복기에 증가)

직접 빌리루빈 = 결합형 빌리루빈 + 델타-빌리루빈

3) 간 세포막에 결합하면 **빌리루빈만 간으로 들어가고** 알부민은 들어가지 않는다.

4) 간 세포 안으로 들어온 비수용성 빌리루빈은 ★**UDPG (uridyl-diphosphate-glucuronyltransferase)에 의해 수용성의 빌리루빈 글루쿠로나이드 (bilirubin glucuronide)가 된다.**

이것을 **결합형 빌리루빈 (conjugated bilirubin) 또는 직접 빌리루빈(direct bilirubin)** 이라고 함 - 장으로 배설

5) 대장으로 들어온 것은 β-glucuronidase에 의해 빌리루빈과 글루쿠론산으로 분해-빌리루빈은 다시 효소에 의해 우로빌리노젠 (urobilinogen), 스테르코빌리노젠 (sterocobilinogen), 메소빌리노젠(mesobilinogen)이라고 불리는 무색의 물질로 환원 (* 이러한 세 가지 물질을 총괄적으로 ★**우로빌리노젠**이라고 함)

무색의 우로빌리노젠은 대장하부로 내려가면서 갈색의 ★**우로빌린** (urobilin - 변의 색깔)으로 산화되어 대변으로 배설

* 알파빌리루빈 = 간접(유리형) 빌리루빈 (알부민과 빌리루빈의 비공유결합 화합물)
* 베타빌리루빈 = 빌리루빈 모노(mono)글루쿠로나이드
* 감마빌리루빈 = 빌리루빈 다이(di)글루쿠로나이드
* 델타빌리루빈 = 결합형 빌리루빈과 알부민의 공유결합 화합물

71. 빌리루빈 측정법

빌리루빈 + Diazo 시약 $\xrightarrow{\text{acidic}}$ 2-azobilirubin (Red)

* ★**디아조 시약: HCl, Sulfanilic acid, Sodium nitrite**

[효소법]-빌리루빈 산화효소 (bilirubin oxidase) 측정법

★총 Bilirubin + O_2 $\xrightarrow[\text{※pH7.2}]{\text{BOD}}$ Biliverdin (녹색) + H_2O

직접 Bilirubin + O_2 $\xrightarrow[\text{pH3.7}]{\text{BOD}}$ Biliverdin (녹색) + H_2O

(★**450 nm에서 흡광도 감소를 측정**)

* 고전적인 방법

Malloy-Evelyn법: **간접빌리루빈의 반응촉진제**로 ★**메탄올 사용**

Michaelson법: 간접빌리루빈의 반응촉진제로 ★**카페인 혹은 다이필린 사용**

* 직접빌리루빈 + 디아조 시약 → 2아조빌리루빈B

간접빌리루빈 + ★**반응촉진제** + 디아조 시약 → 2 아조빌리루빈A

72. **빌리루빈**은 빛에 의해 분해되기 때문에 시료는 직사광선이나 형광등등의 ★**빛에 노출되면 안된다**. (우로빌리노젠도 빛 차단)

73. 황달에 따른 혈청 빌리루빈의 변동

★**간성황달**: 간접 - 증가(급성 및 만성 간염,간경화증), 직접 - 증가

★**폐쇄성(posthepatic) 황달**: 혈액에 **결합형 빌리루빈이 증가하여 총 빌리루빈이 증가한 상태**

★**용혈성(prehepatic) 황달: 비결합형 (유리형) 빌리루빈 증가**

74. 빌리루빈 대사 관련 질환

신생아 황달-빌리루빈결합효소 (UDPG)의 결핍으로 간접 빌리루빈이 상승

★**Crigler-Najjar syndrome (크리글러-나야르 증후군)-UDPG 결핍**

Gilbert syndrome (질베르 증후군) - 굴모양의 혈관막에서 간세포 속으로 빌리루빈을 수송하지 못해서 혈액에 유리형 빌리루빈이 증가하는 질환

Dubin-Johnson syndrome (듀빈-존슨 증후군) - 마이크로솜에서 담즙 세관으로 결합형(직접) 빌리루빈의 수송이 손상된 질환

Lucey-Driscoll syndrome (류시-드리스콜 증후군) - 결합형 빌리루빈의 형성을 촉진하는 UDPG가 혈중 저해제에 억제되어 발생하는 질환

* **황달지수 (lcterus index** - ★**중크롬산칼륨(다이크로뮴산칼륨 용액 기준): 고빌리루빈혈증을 추정**하는데 사용

★**핵황달 (kernicterus)**: 혈액에 빌리루빈의 상승으로 인해 ★**중추신경계 조직 (특히, 뇌)에 비정상적으로 독성의 빌리루빈이 축적되는 상태**

75. ★**납 중독시**: **δ-아미노레불린산 (ALA)와 프로토포르피린 증가**

76. ★★**약물검사**

- **항간질약**: **Phenobartital, Phenytoin**
- **강심제**: ★**Digoxin**
- **항천식약 (기관지확장제)**: **Theophylline**
- 항생제: Vancomycin
- **면역억제제**: CyclosporinA, ★**Tacrolimus (간 이식에 사용)**
- 항우울증약: ★Lithium

** 약물측정법: 질량분석법, 형광 편광면역측정법, 가스 크로마토그래프, 모세관 전기영동등

77. 혈액 중에서 약물은 유리상태이거나 ★**알부민과 결합해 있다**. 산성 약물은 알부민과 결합하고 염기성 약물은 α_1-산성 당단백질 같은 글로불린과 결합한다.

78. 뇌하수체 전엽 호르몬
성장호르몬 (GH), 부신피질 자극호르몬 (ACTH), 갑상샘 자극 호르몬 (FSH), 황체형성 호르몬 (LH), 프로락틴 (PRL)

79. **뇌하수체 후엽 호르몬**
★**항이뇨호르몬 (ADH)** - **수분재흡수 촉진, 혈압상승**
* 저하시 요붕증이 나타남
* 요붕증 - 혈장 삼투압 (오스몰랄농도)이 증가하면, 이것은 시상하부를 자극하여 항이뇨호르몬(antidiuretic hormone, ADH)의 생성을 촉진하고, 생성된 ★**ADH (vasopressin)**는 뇌하수체 후엽을 통해 혈액으로 분비된다. ADH는 원위세뇨관과 집합관에 작용하여 수분을 재흡수한다. 시상하부에서 ADH 생성이 감소하거나 뇌하수체 후엽에서 분비하지 못하면 혈중 ADH가 결핍되어 콩팥 세뇨관에서 수분을 재흡수하지 못해 소변의 양이 늘어나는것
• 옥시토신 - 당질 코르티코이드 분비 자극

80. 갑상샘 호르몬
★**T3 (생물확적으로 활성이 있음)**, T4 (주로 분비, **아이오딘(요오드)** I가 4개 있음, T3으로 전환) - 대사율 증가
• 칼시토닌 - 뼈로부터 Ca 유리를 억제
* 증가 - 갑상샘항진증 (Basedow 병)

81. ★**부신피질(겉질) 호르몬**
★**알도스테론 (무기질 코르티코이드)**: 콩팥의 원위요세관에 작용하여 나트륨(Na^+)의 재흡수와 칼륨(K^+)의 배설을 촉진시킴
• 코르티솔 (당질 코르티코이드): 스트레스나 운동 등에 의해 시상하부의 CRH (corticotropin releasing hormone), 뇌하수체 전엽의 ACTH가 증가하여 분비됨.
또한 negative feedback에 의해 이들 호르몬의 분비가 억제됨
(* 참고 - 혈압이 떨어지면 콩팥토리곁세포에서 ★**레닌(renin)**을 분비하여 간에서 방출하는 angio- tensinogen을 ★**안지오텐신 I**으로 전환시키고 이것은 ★**ACE (안지오텐신 전환효소)**에 의해 ★**안지오텐신 II로 전환**된다. ★**안지오텐신 II는 부신**

피질에서 알도스테론의 분비를 자극하여 ***나트륨과 물의 재흡수 및 칼륨의 배설을 통해 혈압을 상승시킴**)

* 증가 - ***Cushing 증후군 (코르티솔이 과다하게 분비**되는 질환 - 검체 채취시기: 오전 8시, 오후 8시)
* 감소 - ***부신 피질 기능 저하증 (Addison병)**

82. 부신 수질 호르몬

***카테콜라민 (catecholamine)**은 생리적 활성을 가진 아민으로 타이로신으로부터 순차적으로 합성되며, 이것에는 **도파민 (dopamine)**, **노르에피네프린-노르아드레날린 (norepinephrine-noradrenaline)**, ***에피네프린 (epinephrine-adrenaline: 부신 속질에서 가장 많이 분비하는 호르몬)**

* ***바닐릴만델산 (Vanillymandelic acid, VMA)** : **노르아드레날린(노르에피네프린)과 아드레날린 (에피네프린)의 최종 분해산물**이다. 소변 중의 **VMA**는 ***크롬친화성 세포종 (갈색세포종)이나 신경모세포종에서 증가**

* 호모바닐산 (Homovanillic acid, HVA)
  - ***도파민의 최종 대사산물**

83. 호르몬의 분류

1) 아미노산 유도체: 에피네프린, 노르에피네프린 (부신속질)과 티록신 (갑상샘) 등은 아미노산인 타이로신의 유도체
   엘리토닌은 트립토판의 유도체
2) ***펩타이드 및 단백질**: 항이뇨호르몬, 옥시토신, ***인슐린, 글루카곤**, ACTH, 부갑상샘 호르몬은 100개 이하의 아미노산으로 구성
3) 당단백질: FSH, LH, TSH 등
4) ***스테로이드**: **남성호르몬인 *테스토스테론, 여성 호르몬인 *에스트로젠과 프로제스테론, 부신 피질 호르몬인 알도스테론과 *크르티솔** 등

* 가장 강력한 (활성이 높은) 안드로젠 - ***테스토스테론**
* 가장 강력한 에스트로젠 - ***에스트라디올(E2)**

* ***세로토닌 (serotonin)의 대사산물**: **5-하이드록시인돌아세트산 (5-HIAA)** - 세로토닌은 주로 장크롬친화성 세포를 비롯한 여러 조직에서 아미노산인 트립토판으로부터 합성. 장 크롬친화성 세포에 전이성 유암종이 생기면 세로토닌이 증가한다.

* 다운증후군을 진단하는 3가지 검사
  - 알파태아단백질 (AFP), 비결합형 에스트리올 (unconjugated estriol, uE3), 사람 융모 생식샘 자극 호르몬 (hCG)
    다운증후군에서는 AFP와 uE3가 낮고 hCG는 높다.

84. ★**간기능검사 - 색소배설시험**

★Indocyanine green (ICG)시험 - ICG를 투여하면 대부분이 α_1-지질단백질과 결합하여 간으로 운반되어 간 세포속으로 들어간다. 그러나 간세포에서는 결합되지 않고 유리된 채로 담즙 중으로 배설. 간의 병태파악, 간의 예비능 검사로서 이용

- 평가에는 15분 정체율 (R15)과 혈장 소실률 (KICG)이 이용
- ICG의 15분치는 간 혈류량을 잘 반영하기 때문에 간경화증과 같이 간 혈류량의 감소를 동반하는 간 장애를 진단
- 민상간염, 간경화, 체질성황달에서는 15분 정체율의 수치가 높음.

* ★**15분 정체율의 정상치: 10% 이하**

★**Bromsulfophthalein (BSP) 시험 - 간의 배설기능 평가**
BSP를 투여하면 대부분이 알부민과 결합하여 간으로 운반되어 간 세포속으로 들어간다. 간 세포에서는 글루타티온과 결합하여 담즙 중으로 대부분이 배설.
BSP에 중대한 과민 반응을 나타내어 현재는 거의 사용 안함

★**간기능 검사 중 단백질 합성 이상**을 반영하는 것: A/G 비
알부민은 전적으로 간에서 합성되기 때문에 알부민과 albumin/globulin 비 ★**(A/G 비)는 간실질세포 장애에서 저하**

85. ★콩팥기능검사

1) 신혈장류량 검사
- 파라-아미노마뇨산 클리어런스 (CPAH)
- PSP (Phenolsulfnaphthalein) 시험: 혈액 중에서 알부민과 결합하기 때문에 대부분이 사구체(토리)에서 여과되지 못하고 근위 세뇨관에서 대부분이 분비되며 이후에는 재흡수되지 않는다.

* 소변으로의 PSP의 배설 - 신혈장류량, ★**근위세뇨관 분비기능**, 요로의 상태 반영

2) 사구체 (토리) 기능 검사
- 크레아티닌 클리어런스 (Creatinine Clearance, Ccr): 사구체 기능검사는 **사구체여과량 (glomerular filtration rate, GFR)을 평가하는 방법**이며 이것을 직접 측정할 수 없기 때문에 클리어런스 시험을 실시

즉, ★**Ccr의 값은 GFR에 해당**된다.

3) ★**세뇨관 기능검사**

- 세뇨관 기능은 ★**재흡수 및 분비능을 보는 근위세뇨관 기능 검사 (PSP시험)**와 ★**소변의 농축(Fishberg 농축시험-소변의 농축은 세뇨관, 신수질 기능(원위 세뇨관부터 집합관의 기능)을 반영)** 및 ★**희석을 보는 원위세뇨관(수질) 기능 검사**로 나뉜다.

* 판크레오자이민/세크레틴 시험: 이자 외분비 기능검사

86. ★주요 종양표지자

Prostate specific antigen (PSA) - **전립샘암**

★α-fetoprotein (AFP) - **간세포암**

★Carcinoembryonic antigen (CEA) - **대장암**

★CA 19-9: **췌장암** 및 위장관암

★CA 125: **난소암**

★CA 15-3: **전이성 유방암**

Vanillymandelic acid (VMA): 크롬친화세포종(갈색세포종), 신경아세포종

β_2-MG: 혈액 악성 종양

Human chorionic gonadotropin (hCG): 영양막종양

★PIVKA-II: **간세포암**

★**뼈 형성 표지자**: **오스테오칼신(osteocalcin)**, BAP

★**뼈 흡수표지자**:

- **피리디늄 (pyridinium, Dpyr, Pyr)**, TRAP
- NTX, CTX: 골(Bone)흡수 표지자 (* NTX - 폐경기 여성에서 현저하게 증가하며, 에스트로젠 등 뼈 흡수 억제제에 민감하게 반응하며, 골다공증 치료제에 조기에 민감하게 반응하는 표지자)

87. 비타민

1) 수용성 비타민:

B_1 (티아민, thiamine) - **각기**병

B_2 (리보플라빈, riboflavin)

B_3 (니코틴산 - nicotinic acid, 나이아신 - niacin) - 펠라글라

B_5 (판토텐산 - pantothenic acid)

B_6 (피리독신 - pyridoxine)

B_7 (바이오틴 - biotin)

B_9 (엽산 - folic acid) - 빈혈

B_{12} (코발라민 - cobalamin) - 펠라글라

C (ascorbic acid) - 괴혈병, 항산화작용

2) 지용성 비타민:

★ **A (레티놀 - retinol, 카로틴 - carotene) - 야맹증** (* 카로틴농도는 지방변-지방흡수장애를 진단하는 간단한 선별검사로서 사용)

D (칼시페놀 - calciferol) - 구루병, 골연화증, (* 피부에서 햇빛의 존재하에 콜레스테롤로부터 만들어짐)

E (토코페롤 - tocopherol) - 미숙아의 용혈성 빈혈, 항산화작용

★ **K (필로퀴논 - phylloquinones), menaquinone) - 혈액응고장애**

88. 다른 특징

★ **비타민 B_{12}** - **코발트 (Co)함유**

* 비타민 B_5 - 아실기 전이효소에 관여하는 ★**CoA의 성분**

★ **비타민 B_6** - **AST와 ALT의 조효소 (피리독살인산)**

* 비타민 B_2 - 리보플라빈은 FAD와 FMN의 성분이 되어 조효소로서 작용한다. 이들 조효소는 전자전달과정에서 NADH와 시트크롬 사이에서 proton을 전달하는 수용체로서 작용

★ **메나퀴논 (비타민 K_2)** - 비타민 K가 결핍되면 프로트롬빈이 부족하여 혈액응고시간이 길어진다. ★**영아에서 출혈**을 일으킬수 있음

* 혈청 카로틴(carotene)농도는 지방변(steotorrhea)을 진단하는 간단한 선별검사. 카르티노이드는 인체에서 합성을 하지 못하며, 흡수는 장의 지방흡수에 의존한다.

89. B-type (or Brain) natriuretic peptide (★BNP)

★ **심부전** (Heart failure - 심장의 기능 저하로 신체에 혈액을 제대로 공급하지 못함)와 관계

국시기출문제 [Keywords and Short questions]

1. 빛에 예민한 검체 [빌리루빈]

2. K_m 정의 [최대반응속도 1/2의 기질의 농도]

3. oxalacetate + NADH → malonate + NAD [340 nm에서 흡광도 감소 측정]

4. 산화환원효소인 것 [LD]

5. 경구포도당 부하시험 정상치 [120분]

6. 뷰렛법에서 발색시약? [$CuSO_4$]

7. 8~12주 평균 혈당치? [HbA1C]

8. 코르티솔 분비 [부신피질]

9. 심장질환 약물 [디곡신(digoxin)]

10. 크레아티닌 측정 [콩팥의 기능]

11. 결합빌리루빈의 특징 [디아조 직접반응]

12. 원하는 항목만 선택할 수 있어 검사소요시간 단축 [임의접근분석방식]

13. 혼탁액에 빛을 조사하여 산란광 강도측정 [비탁측정계(네펠로미터)]

14. 루미놀 같은 물질을 표지자로 화학반응을 이용하여 측정하는 방법 [화학발광법]

15. 전기영동에서 전기삼투의 영향을 가장 많이 받는 것은? [감마글로불린]

16. pH미터의 원리 [전위차측정법]

17. 전기영동 후 감마글로불린 증가로 베타와 감마가 합쳐진 (β-γ briding) 질환 [간경화]

18. pH4.2에서 알부민과 결합하여 종말색이 초록색을 나타내는 것은? [BCG]

19. picric acid (Jaffe법)을 이용하여 측정하는것 [크레아티닌]

20. TG를 lipase처리하면 분리되는 것 [지방산, 글리세롤]

21. 혈청 내 LDL 증가질환 [관상동맥성 심장질환]

22. 혈장보다 적혈구 내에 더 많이 존재하는 전해질 [K]

23. pO_2 측정원리 [양극과 음극사이의 전류량 측정]

24. pH6과 pH8은 몇 배 차이 [100]

25. 채혈 후 30분 이내 즉시 검사해야 하는 것 [암모니아]

26. 표준액 완충액 제조할 때 피펫 [용량 피펫]

27. 멀티룰-연속적인 2개의 값이 4SD를 초과하는 것은? [R-4s]

28. 자동분석기 장점? [재현성이 좋다]

29. 속빈음극램프를 사용하는 것? [원자흡광광도계]

30. 광원 없는것? [화학발광분석]

31. 바르비탈 완충액의 pH는? [pH8.6]

32. 구리와 결합? [셀루로플라스민]

33. 주로 단백 많은 지질? [HDL]

34. 먼쪽곱슬세관 Na-K 조절 (Na 재흡수, K 배출)하는것? [알도스테론]

35. 용질의 입자수를 측정 빙점하강의 원리? [삼투압특정]

36. 혈청 LD 제일 많은것은? [LD_2]

37. 심혈관표지자 중 급성심근경색 가장 먼저 증가? [마이오글로빈] 효소 (CK 〉 AST 〉 LD)

38. Ccr 어떤 장기 기능 알 수 있는가? [콩팥]

39. 1오스몰은 빙점 얼마 낮추는가? [약 1.86℃]

40. 40~60℃도 침전, 80도~100℃에서 용해되는 성질을 갖는 다발성 골수종에서 보이는 단백질 [벤스 존스단백질]

41. 당화단백질(프록토사민-당화알부민)? [2~3주 전의 평균혈당치]

42. 카테콜아민 중 가장 많이 생성되는것? [에피네프린]

43. 항우울제? [리튬]

44. 소아의 성장기 뼈 관련? [ALP-성인보다 성장기에 더 많음]

45. 급성췌장염 [아밀레이즈 (amylase)와 리파아제(lipase)]

46. HbA1c test시 샘플은? [검체를 전혈로 사용]

47. 혈당 감소시키는 호르몬? [인슐린]

48. pH 측정기의 지시전극은? [유리막전극]

49. 성인에서 가장 많은 Ig? [IgG]

50. IRMA를 이용한 대장암진단에 유용한 검사는? [CEA]

51. 상대원심력 (RCF) 단위를 사용하는 기기 [원심분리기]

52. 혈액가스 측정에 사용하는 항응고제 [Heparin]

53. 오스몰농도의 측정원리? [비해리성 1 M이 1.86℃를 낮추는 원리, 빙점하강]

54. 평균치가 100, 표준편차가 20인 경우 변동계수는 얼마인가? [20]

55. 자동화학분석법의 장점 [검체소모가 적다]

56. 광원의 입사광과 수광부가 일직선에 있지않은 것은? [네펠로메트리]

57. 액체와 기체가 이동상, 흡착제랑 이온교환수지 고정상을 이용한 검사법 [크로마토그래피]

58. 람베르트-베르 법칙 [흡광도는 용액 농도에 비례하고 광로의 길이에 비례]

69. pCO_2, 측정원리 [pH변화]

60. Ceruloplasmin의 전기영동 분획으로 옳은 것은? [α_2-globulin]

61. 다발성골수종 환자의소변검체에서 벤스존스단백질의 전기영동상 단백분획의 위치 [γ-globulin]

62. $CuSO_4$와 결합하여 청자색을 나타내는 반응? [뷰렛(Biuret)법]

63. 비단백질소 중 함량이 가장 높은 것 [Urea]

64. 식사후 원심분리한 후 상층액이 혼탁하였다. 이 성분은 무엇인가? [chylomicron]

65. 동맥경화의 원인이 되는 성분 [LDL]

66. 혈청철 검사에서 발색시약 [ferrozine]

67. 나트륨 재흡수 촉진하는 알도스테론 호르몬이 분비되는 곳으로 옳은 것은? [부신피질]

68. 2-3주 전 혈당을 반영하는 검사 [Fructosamine]

69. 동종효소(isoenzyme)가 5가지인 효소 [LD]

70. 급성간염시 증가하는 효소 [ALT]

71. Amylase의 기질액 [Starch]

72. 혈당 검사 GOD측정법에서 산물이 H_2O_2이외에 무엇이 있는가? [Gluconic acid]

73. HbA1c 검사는 무엇을 측정하는 검사인가? [당뇨병]

74. 에피네프린 생산하는곳 [부신속질]

75. 우울증의 적절한 TDM은? [리튬]

76. 사구체기능검사로 옳은 것은? [Ccr]

77. 산성하에 디아조시약과 반응하여 적자색보이는 성분 [Bilirubin]

78. 소변 빌리루빈은 증가하고 우로빌리노겐은 감소하는질환 [담관폐쇄]

79. 뇌척수액 glucose의 정상범위는? [50-80 mg/dL]

80. IRMA법은 어떤 성분에 방사성동위원소표지 하는것인가? [항체]

81. 카테콜아민의 최종 분해산물 [VMA]

82. 표준액 제조 [용량플라스크]

83. Ascorobic acid 저해 [GOD-POD법]

84. 분광광도계 빛 전기신호로 바꾸는 것 [검출기]

85. 반사율강도분석 이용 [시험지법]

86. 간성혼수의 원인 [암모니아]

87. 분석과정 순서 [시료채취, 시약분주 혼합 검출]

88. CV [평균치에 표준편차 백분율]

89. 1.0N HCl 5mL을 중화하는 데 필요한 0.5N NaOH의 양? [10 mL]

90. 혈액 교질삼투압 조절, 빌리루빈 수송 [알부민]

91. 면역전기영동 [아가로스겔 사용]

92. Pyruvate 기질로하고 보조효소로 작용하는 것은? [NADH]

93. 효소국제단위(1U, U/L)
[시료 1L중에서 1분동안 기질 1μmol을 생성물로 변화시킬 수 있는 효소의 양]

94. 황산희석방법 [증류수에 황산을 조금씩 첨가]

95. ALP, 빌리루빈 증가 [폐쇄성황달]

96. 면역억제제 [사이클로스포린]

97. pH산성화, CO_2상승 [호흡성 산증]

98. 케톤체와 관계있는 시험지법 [당뇨법]

99. Ca 10mg/dl를 mEq/L로 바꾸면? [5mEq/L]

100. 저온에 민감한 효소는? [LD_4, LD_5]

101. K측정하는 것은? [Valinomycin(발리노마이신)]

102. 표준액에 이용하는 피펫은? [용량피펫(volumetric pipette)]

103. 단당류는? [Glucose]

104. 비환원당은? [설탕(Sucrose)]

105. BCG로 측정하는 검사는? [Albumin(알부민)]

106. AST 기질액은? [아스파르트산]

107. 난소암 지표 검사는? [CA-125]

108. AAS 광원은? [중공음극(속빈음극)]

109. 여기광이 직각인 광도계는? [형광광도계]

110. 골(뼈) 표지 검사는? [ALP]

111. 혈장단백질 (특히, 알부민)의 특징은? [누워있을때보다 서있을 때 더 높다]

112. 사구체여과율은 어떤 효소를 측정하는가? [크레아티닌(Creatinine)]

113. 자동검사기기의 장점은? [재현성이 높다]

114. Digoxin(디곡신)의 성분은? [강심제]

115. TIBC는? (　　) + UIBC, [혈청철]

116. 2개의 관리혈청을 이용하여 측정하는 정도관리법은? [쌍치법]

117. 혈액가스분석시(ABGA) 사용하는 항응고제는? [헤파린나트륨(Heparin-Na)]

118. 알파형 당을 베타형으로 바꾸어주는 성분은? [Mutarotase]

119. 에피네프린, 노르에피네프린 최종대사산물은? [VMA]

120. 단백질전기영동에서 전기삼투에 영향을 가장 많이 받는 것은? [감마글로블린]

121. 방사선 검사(항체에 표시)는? [IRMA]

122. 뇌척수액의 Color는? [무색]

123. free Cholesterol 탄소수는? [27개]

124. 당을 섭취 후 시간에 따라 채혈하는 검사법은? [당부하검사(GTT)]

125. 췌장질환 검사는? [amylase]

126. Jaffe반응 [크레아티닌]

127. NADH 파장 [340 nm]

128. 삼투압 단위 [mOsm/kg H_2O]

129. 콜레스테롤이 제일 많은것 [LDL]

130. 비단백질소에 가장 적은 것 [암모니아]

131. 유기인제,농약에 노출시 [콜린에스테라제]

132. 포도당 [6탄당, 분자량 180]

133. LDL의 아포지단백은? [아포B-100 (HDL은 Apo-I)]

134. 카텔콜아민 분해산물 [에피네프린]

135. A/G비 [간질환시 감소]

136. 철-트렌스페린 [2분자의 Fe^{3+}와 결합]

137. 우발오차 [기구오염]

138. CA19-9 [췌장암]

139. 중성지방 지방산 몇 개인가? [3개]

140. 삼투압 유지 [알부민]

141. 심장이상시 증가 [LD1]-악성빈혈

142. 동결로 하면 안되는것 [LD, 특히 LD4, LD5]

143. 관상동맥 원인? [HDL저하, LDL 상승]

144. LD 표준액은? [Pyruate]

145. 혈당측정시 사용하는 항응고제 [NaF]

146. 셀룰로플라즈민 위치 [α_2 글로불린]

147. 단백질 전기영동시 혈청단백질이 음(-)전하를 띠게 하는 방법? [완충액의 pH 조절]

148. 비만세포에 선택적 결합을 하고 히스타민 분비를 촉진시켜 알레르기를 유발하는 Ig는? [Ig E]

149. 티록신과 비타민 A를 수송하며 혈청단백질 전기영동에서 알부민보다 먼저 양극(+) 쪽으로 이동하는 것? [프리알부민]

150. 체내 칼슘대사를 조절하는 호르몬이 합성되는 기관? [부갑상샘]

151. pCO_2가 증가하고 HCO_3^-이 정상일 때? [호흡성 산증]

152. 포도당(glucose)과 과당(fructose)으로 구성된 이당류? [설탕(sucrose)]

153. 해당작용의 최종대사산물은? [피루브산]

154. 스테로이드 호르몬은? [코티솔]

155. 간의 색소배설기능검사로 정체율과 소실률을 측정하기 위해 사용하는 물질? [ICG, 정상치 10% 이하]

156. 콩팥의 먼쪽곱슬세관에 작용하여 물의 재흡수를 촉진하는 호르몬은? [항이뇨호르몬-바소프레신]

157. 납중독으로 인한 대사질환시 소변에서 증가하는 것? [포르피린]

중요 계산 문제

1. 칼슘 10 mg/dL을 mEq/L로 나타내면? (단, Ca의 원자량은 40)

$$* \ mEq/L = \frac{10 \times mg/dL}{\text{분자량(or 분자량/원자가)}}$$

$$mEq/L = \frac{10 \times 10}{40/2} = \underline{5\ mEq/L}$$

* 1 dL = 100 ml

$$* \ mEq/L = mmol/L \times \text{원자가}$$

(예, Na: 100mEq/L = 100 mmol/L, Ca: 100mEq/L = 50 mmol/L)

2. 포도당 90 mg/dL를 SI 단위 (mmol/L)로 나타내면? (단, 포도당의 분자량은 180)

$$* \ \text{몰농도 (mmol/L)} = \frac{\text{용질량} \times 10}{\text{분자량}} = \frac{90 \times 10}{180} = \underline{5\ mmol/L\ (mM/L)}$$

3. NaCl 58.5 g을 증류수에 녹여 500 ml로 만들었다. 이 용액의 농도 (M)는 얼마인가? (단, NaCl의 분자량은 58.5이다)

1 M NaCl = 58.5 g/1,000 ml 이므로 58.5 g/500 ml에서
각각 2배를 하면 117.0 g/1,000 ml = <u>2 M</u>

4. 포도당 1M 용액 500mL에 포함되어 있는 포도당은 몇 g인가? (단, 포도당의 분자량은 180이다)

1M 용액은 180 g/1,000 mL 이므로 500 mL에는 <u>90 g이 포함</u>

** 2 M Glucose (mw = 180) 용액 0.5 L에는 Glucose 몇 g이 포함되어 있는가?
2 M → 360 g/1000 mL → 180 g/500 mL, 그러므로 <u>180 g 포함</u>

5. 1 M NaOH 용액은 몇 % (w/v) 용액인가? (단, 원자량 Na=23, O=16, H=1)

1 M = 40 g/1,000 ml 이므로 4 g/100 ml 즉, <u>4%</u>이다.

★6. 2 M H_2SO_4 10ml을 중화하는데 1 M NaOH 몇 ml이 필요하는가?

NV = N'V' (N은 노르말 농도) → 반드시 먼저 N로 고쳐라!!

황산의 2 M을 노르말로 고치면 4 N

4 N × 10 ml = 1 N × X ml, 그러므로 X = 40 ml

** 20 mL의 0.1 N NaOH를 중화하는데 1 N HCl이 얼마나 필요하는가?

0.1 N × 20 mL = 1N × X, 그러므로 X = 2.0 mL

★7. pH6의 용액은 pH8의 용액보다 수소이온 농도가 (　　)배 이다.

** **pH = -log [H+]** 이므로 pH6 = 10^{-6} 이고 pH8 = 10^{-8} 이므로 pH6이 100배 (10^2) 더 크다.

$\log_{10}1 = 0$

$\log_{10}10 = 1$

$\log_{10}100 = \log_{10}10^2 = 2$

$\log_{10}1000 = \log_{10}10^3 = 3$

8. 0.01 M HCl의 pH의 값은? 0.01 M NaOH의 pH의 값은?

0.01 M HCl은 10^{-2} 이므로 pH = -log 10^{-2} = -(-2)log10 = 2

pOH = -log [OH^-], 0.01 M NaOH에서 pOH는 pOH = -log 10^{-2} = -(-2) = 2

pH + pOH = 14이므로

0.01 M NaOH에서 pH는 pH = 14 - 2 = 12

★9. 관리혈청의 혈당 평균이 80 mg/dL이고 2표준편차 (2SD)가 4일 때 변동계수 (CV)(%)는?

* **변동계수 (CV)** = $\frac{SD}{x(평균값)} \times 100$ (%)

여기서 2SD가 4이므로 SD = 2

그러므로 CV = $\frac{2}{80} \times 100 = 2.5\%$

10. 다음 주어진 값에 따라 크레아티닌 클리어런스 (Creatinine Clearance, Ccr)를 구하라. (단, 소변 크레아티닌: 120 mg/dL, 혈장 크레아티닌: 1.2 mg/dL, 24시간 소변량: 2,880 ml)

$$* \ Ccr\ (ml/min) = \frac{u \times V}{P} \times \frac{1.73}{A} = \frac{120 \times 2}{1.2} = \underline{200\ ml/min}$$

(24시간의 소변량이 2,880 ml이니, 2,880/(24시간 × 60min) = 2,880/1,440 = 즉, 1분당 형성된 소변량은 2 ml/min)

★11. 투과율이 10%일 때 흡광도는?

* **흡광도 (A) = 2 – log T% (투과율)**

2 - log10 = 2 - 1 = $\underline{1}$

** 투과율이 30%일 때 흡광도는? (단, log 3 = 0.477로 한다)

$A = 2 - \log 30 = 2 - (\log 10 \times 3) = 2 - (\log 10 + \log 3) = 2 - (1 + 0.477) = \underline{0.523}$

** 투과율이 100%일 때

$A = 2 - \log 100,\ 2 - \log 10^2,\ 2 - 2 \times \log 10 = \underline{0}$

① $\log_5 1 = 0,\ \log_5 5 = 1$

② $\log_2 10 = \log_2 1(2 \times 5) = \log_2 2 + \log_2 5 = 1 + \log_2 5$

③ $\log_2 \frac{5}{2} = \log_2 5 - \log_2 2 = \log_2 5 - 1$

④ $\log_2 81 = \log_3 3^4,\ 4\log_3 3 = 4 \cdot 1 = 4$

12. 심한 당뇨병 환자의 혈청 1 mL에 증류수 4 mL를 첨가한 후 혈당을 측정하였더니 100 mg/dL가 나왔다. 희석전의 원액 혈당치는?

$X \times \frac{1\ ml}{5\ ml} = 100mg/dL$ 그러므로 $X = \underline{500\ mg/dL}$

희석배수 = $\frac{혈청}{총\ vol.}$

** 혈청을 분리하여 원액의 혈당을 재어보니 600 mg/dL가 나왔다. 원액 혈청을 2 mL을 취하고 거기에 증류수 8 mL을 넣어 희석을 한 후 혈당치를 재어보면 얼마가 나오는가?

$600\ mg/dL \times \frac{2\ ml}{10\ ml} = \underline{120\ mg/dL}$

*** 2 N NaOH를 1:10으로 희석한 후, 다시 5배로 희석한 농도는?

2 N을 1:10으로 희석하면 $2N \times \frac{1}{10} = 0.2\ N,\ 0.2\ N \times \frac{1}{5} = \underline{0.04\ N}$

02

단원별 문제

01 임상화학 I

[단답형]

1. 임상화학검사에서 주로 혈청을 분리할 때 사용되는 원심분리기의 기준은?

약 1,100~1,300G에서 10-15분 (*약간의 차이는 있음)

2. 표준용액, 완충용액 및 표준 시약 등을 조제 시 필요한 기구는?

용량피펫, 용량플라스크 등

3. 점액성 물질을 옮길 때 사용되는 피펫은?

오스트발트-폴린 피펫 (*TD이면서 blow-out)

4. 헤파린이 들어있는 진공채혈관의 용도는?

혈액가스측정, 전해질 측정

5. 회색뚜껑의 진공채혈관의 용도는? 안에 들어있는 항응고제는?

혈당측정, NaF (*여기서 F는 해당작용의 9번째 단계에서 사용되는 enolase를 저해한다)

6. 물의 순도를 나타내는 2가지 지표는?

전기저항과 전도율 (*전기저항이 높고 전도율이 낮을수록 물의 순도가 높다)

7. 원심분리기의 속도를 측정하는 기기는?

Tachometer

8. 용혈에 의해 상승하는 항목은?

칼륨, LD, AST, ALT

9. 곧바로 검체를 얼음에 넣어 차갑게 해야하는 항목은?

암모니아, 혈액가스

10. 검체 보존시 빛에 의해 분해되기 때문에 빛을 차단해야 하는 항목은?

빌리루빈, 우로빌리노겐

11. 일내변동 (아침에 높고 저녁에 낮은 현상)을 나타내는 항목은?

철, cortisol

12. 식후에 상승하는 것과 저하되는 것은?

상승: Glucose, insulin, TG / 저하: 유리지방산, 무기인 등

13. 냉장보다는 실온에 보관하는 것이 좋은 것은?

LD_4, LD_5

14. 서 있을 때 채혈하는 것이 누워있을 때 채혈하는 것보다 높은 값을 보이는 것은?

총 단백질 (*특히 알부민)

15. 젤과 응고촉진제가 들어 있는 진공채혈관(SST=serum separator tube)의 뚜껑 색깔은?

진한 노란색 (황금색)

16. 흡광도의 공식은?

$A = 2 - \log T\%$

17. 드라이 케미스트리(dry chemistry)에 사용되는 광도계는?

반사율 광도계

18. 중금속(Ca, Mg, Fe, Zn, Pb 등)을 측정하기 위한 광도계는? 여기에 사용되는 광원은?

원자흡광광도계, 속빈(중공)음극 램프

19. 화학반응(주로 산화반응)에 의해 생성된 들뜬상태의 분자가 바닥상태로 전활될 때 방출하는 빛을 측정하는 분석장치이고 광원이 없는 특징인 것은?

화학발광분석기

20. 광원으로 레이저 광선 (*LED도 사용)을 사용하는 광도계는?

네펠로미터

21. 산란광을 측정하는 것은?

네펠로미터

22. 시료 중위 목적항원과 형광표지 항원의 경쟁반응에 동반한 형광편광도의 변화로부터 목적항원을 정량하는 장치는? 이것은 혈중의 약물같은 저분자 항원의 측정에 이용한다.

형광편광 면역측정법

23. 수광부가 광원과 일직선상에 있지 않고 직각방향으로 배치되어 있는 것은?

형광광도계 (*인체내에 저농도로 존재하는 호르몬, 비타민등을 측정)
(*네펠로미터는 여러 다양한 각도로 위치함)

24. 시료를 진공 중에 이온화하여, 각각의 이온을 질량과 전하의 비율(m/z)에 따라 분리하는 것은?

질량분석법

25. 지지체와 완충액이 접촉하면 경계면에서 지지체는 (−)전하를 띠고 완충용액은 (+)전하를 띠어 완충용액이 음극으로 이동하는 현상은?

전기삼투(electorendosmosis)현상 (*몇 가지 젤은 버퍼에서 양이온을 끌어당겨 양이온구름(positive ion cloud)를 형성하는데 이 이온구름은 음극과 반대방향으로 이동하는데 이 현상을 전기삼투현상이라 한다) 따라서 양극쪽으로 이동해야하는 단백질은 특히, 감마글로불린은 양극쪽으로 이동 못하고 이 양이온구름으로 인해서 음극쪽으로 밀려나면서 시료 적용 지점 뒤에 나타나게 된다.

26. 전기장에서 전하를 띤 입자가 반대극으로 이동하는 원리로 물질을 분리하는 것은?

전기영동

27. 분석하고자 하는 물질을 정지상과 이동상에 대한 친화성의 차이에 따라 분리하는 것은?

크로마토그래피

28. 셀룰로스 아세트산염막을 이용(*지금은 거의 사용하지 않음)하는 전기영동에서 사용되는 완충용액과 그 이온강도는?

pH 8.6의 바르비탈용액, 이온강도 0.06~0.07
(*이온강도가 높은 버퍼는 시료보다 전류를 더 많이 전도하여 분자의 이동이 느려진다)

29. 전기영동에서 단백질과 지질단백질을 염색하는 각각의 시약은?

단백질:Ponceau-S, Ponceau-3R, Amino black 10B, Coomassie brilliant blue등
지질단백질: Sudan black B, Oil red O, Fat red 7B

30. 분리능력과 분석속도가 빠르며 호르몬, 약물, 아미노산 및 HbA1c 등을 분석하는데 이용되는 것은?

HPLC

31. 이동상을 헬륨이나 질소 등의 기체를 사용하고 고정상으로는 고체와 액체를 사용하여 주로 유기화합물 분석에 사용되는 것은?

가스 크로마토그래피

32. 특정 이온과 선택적으로 반응하여 막에 생성된 전위를 측정하는 측정법은?

이온선택전극법

33. 액체막인 발리노마이신 전극에 특이성이 높은 것은?

칼륨

34. G-protein과 Human Ig-G와의 관계, 항원과 항체 그리고 효소와 기질과의 관계 등을 이용하여 분리하는 기법은?

친화성 크로마토그래피

35. 분자의 크기에 따라 분리되는 것은?

젤 여과 크로마토그래피

36. 많이 사용되는 pH 표준 완충용액과 해당되는 pH는?

프탈산염 (pH 4.01), 탄산염 (pH 10.02)

37. HPLC는 정지상과 이동상이 모두 액체이다. 이것의 분리 원리는?

분배(partition or gradient)

38. 용액 속에 포함되어 있는 용질의 입자수를 측정하는 기기는?

삼투압측정

39. 가장 많이 사용하는 어는점 저하 삼투압계는 비이온성 물질 1M이 어는점 몇℃를 낮추는 원리인가?

1.86℃

40. 음극은 백금, 양극은 염화은으로 구성되어 있고 전류의 변화를 측정하는 전극은?

pO_2 전극

41. pCO_2 전극을 구성하는 전극과 그 측정원리는?

반투과성 Teflon막(or silicon polymer)과 유리막 전극/pH의 변화

42. 유리전극을 사용하는 pH meter의 측정 원리는?

기준전극과 지시전극(유리전극)사이의 전위차의 변화 측정

43. 전기삼투를 이용한 분석법은?

모세관 전기영동

44. 참값에 어느 정도 가까운지를 나타내는 것은?

정확도

45. 반복 측정한 값들이 얼마나 일치하는지(즉, 재현성)를 나타내는 용어는?

정밀도

46. 외부 정도관리 평가 중 가장 많이 사용하는 것으로 같은 장비, 시약 및 검사방법을 사용하는 동등한 성격의 다른 의료기관의 검사실과 외부정도관리 조사를 받고 있는 해당 검사실 간의 정확도를 비교하는 지표를 무엇이라고 하고 가장 이상적인 값은?

표준편차 지수 (Standard Deviation Index, SDI)/0

47. 측정치가 정규분포에서 평균치±2SD를 취할 때 전체 측정치의 약 몇 %가 포함되는가?

95.4%

48. Westgard multirules에서 한 개의 컨트롤값이 ±2SD와 ±3SD사이에 위치하는 것은?

12S (*통상 경고로 표시됨)

49. 정밀도 관리는 환자의 데이터를 이용하여 통계적으로 사용하는 내부관리법에 포함되는 것은?

정상자 평균치법, 넘버플러스법, 반복측정접, Delta check, Panic value check (*환자의 현재검사결과가 참고치로부터 크게 벗어난 수치 검색법)

50. 정밀도 관리에서 관리혈청을 이용하는 외부관리법에 포함되는 것은?

Levey-Jennings (X-R 관리도법), 쌍치법 (* Youden Plot-두 종류의 관리혈청을 사용하여 우발오차와 계통오차를 구분할 수 있음), 누화법(Cu-sum) (*자동분석장치의 관리법에 적용, 경향변동(trend)과 편측변동(shift)현상을 볼 수 있음

※ 참고
경향 - 분석결과가 6-7회 계속적으로 상승(upward trend-점진적 표준액희석 및 시약오염)하거나 하강(downward trend-점진적 표준액 농축 및 시약오염)하는 현상
편측변동 - 5~6일 이상 연속적으로 X를 중심으로 위쪽 또는 아래쪽에 나타나는 현상

51. 정확도 관리를 위한 방법은?

회수시험, 표준법과의 비교, 표준혈청에 의한 검정, 외부정도관리(Control survey)

52. "직전 측정치와 현재 측정치를 비교하여 환자의 상태 변화를 파악하고, 그 변화의 폭이 일정한 범위를 벗어나면 재검사를 한다"를 설명하는 것은?

Delta check

53. 변동계수 (coefficient of variation, CV-평균값에 대한 표준편차%)는 중심으로부터 흩어진 정도를 상대적으로 나타내는 수치로 그 계산식은?

$$*\text{변동(변이)계수} = \frac{\text{표준편차(SD)}}{\text{평균}} \times 100(\%)$$ (*일반적으로 CV 허용한계는 5% 미만)

54. 우발오차의 예는?

불명확한 원인에 의해 우연히 발생하는 오차 (조작실수, 기술미숙, 기구오염 등)

55. 계통오차의 예는?

연속적으로 일정한 경향을 나타내는 오차 (측정법과의 차이, 표준용액의 농축이나 변질, 시약의 변질 등)

56. 효소의 분류에서 LD (Lactate dehydorgenase, 젖산 탈수소효소)의 번호는 EC 1.1.1.27로 표시하는 데 여기서 첫 번째 숫자 1이 나타내는 의미는?

산화-환원 효소

57. 정상요의 기준 오스몰랄농도의 기준범위는 50~1,400 mOsm/kg이다. 만약 요붕증이 의심되는 환자의 소변으로 어는점 삼투압계를 이용하여 온도를 측정하였더니 −1.5℃가 낮아졌다. 이 환자의 삼투압은 얼마인가? (단위는 mOsm/kg)

1,000 mOsm: 1.86 = x : 1.5, 약 806 mOsm/kg으로 정상

58. 효소의 국제단위(IU) 1 IU는?

시료 1 L중에서 1분동안 기질 1 μmol을 생성물로 변화시킬수 있는 효소의 양

59. 미카엘리스-멘텐의 식을 직선으로 나타내는 Lineweaver-Burk의 공식 (y=ax+b)에서 x축(y=0)위에 있는 점과 y축(x=0) 위의 점으로 각각 맞는 것은?

$\frac{-1}{K_m}$ / $\frac{-1}{V_{max}}$

60. 미카엘리스-멘텐 정수 (K_m)란?

V_{max}의 1/2에 해당되는 (1/2 V_{max}) 기질의 농도
K_m값이 작을수록 효소와 기질의 친화성이 높다.

61. 경쟁적 저해가 있을 때 V_{max}와 K_m값의 변화는?

K_m은 증가하고 V_{max}는 변함이 없음

62. 비경쟁적 저해가 있을 때 V_{max}와 K_m값의 변화는?

K_m은 변함없고 V_{max}는 감소함

63. 급성췌장염에 증가하는 효소는?

Amlyase, Lipase

64. 일반적인 자동분석장치의 분석절차는?

시료채취 → 시약첨가 → 항온반응 → 비색측정 → 기록

65. 유리기구에 표시되어있는 TC(To contain)와 TD(To deliver)의 의미는?

TD는 용액을 옮길 때 자연스럽게 흘러나오는 양만 의미하고,
TC는 기기 내부에 들어있는 용량을 불어내야 한다는 의미

66. 반드시 기억해야 할 SI 기본단위 표시

질량 - kg, 길이 - m, 시간 - s, 온도 - K, 전류 - A

67. 단위에 사용되는 주요 접두어

기가 - 10^9, 메가 - 10^6, 킬로 - 10^3, 마이크로 - 10^{-6}, 나노 - 10^{-9}, 피코 - 10^{-12}

68. 산-염기 적정에 사용되는 기구는?

뷰렛

69. 반자동 마이크로 파이펫은?

Wash-out (파이펫에 담겨있는 것을 다 씻어내라는 의미)

70. 강알카리성시약(NaOH, KOH 등)의 보존하는 container의 재질은?

산이나 알카리에 강한 폴리에칠렌(polyethylene)

71. 1 M 이란?

용액 1 L(1,000 ml)에 녹아있는 용질의 g 분자수(몰수)를 의미

72. 삼투압의 측정원리는?

검체의 입자수만 영향을 받는 검체의 총괄성(적) 변화 (어는점저하, 증기압저하, 삼투압상승, 끓는점상승)를 측정
* 어는점(빙점) 강하 삼투압계 - 비해리성 1 M이 1.86℃를 낮추는데 근거되는 원리를 이용함

73. 원심분리기의 상대적 원심력(RCF)을 구하는데 필요한 2가지는?

로터헤드의 반경과 RPM

74. 시료주입기, 용매이동시스템, 컬럼, 고압펌프, 검출기 등의 구성들로 이루어진 장치는?

고속액체크로마토그래피(HPLC)

75. SST 진공채혈관의 용도와 검체를 채취하여 혼합 후 실온에 일정 시간 나두는 이유는?

혈청분리/응고촉진

76. 혈청을 분리하지않고 전혈을 하룻밤 냉장보관 할 경우 혈청에 증가하는 항목은?

칼륨(K)

77. 항응고제 EDTA를 사용한 혈장으로 측정했을 경우?

Mg, ALP, Ca은 감소, 칼륨(K)은 증가
(*Ca^{2+}와 EDTA가 킬레이트 결합으로 항응고제 EDTA를 사용한 혈장으로 Ca검사가 부적합)

78. 베르법칙의 원리는?

큐벳의 두께가 일정할 때 용액의 흡광도는 용액의 농도와 비례

79. 람베르트 법칙의 원리는?

용액의 농도가 일정할 때 흡광도는 큐벳의 두께(혹은 길이)에 비례

80. 분광광도계의 구조(순서)는?

광원부 - 분광부 - 시료부 - 수광부(광전자증배관:빛의 세기를 전기적 에너지로 변환) - 기록부

81. 다양한 영역 파장에서 흡광도를 측정할 때의 사용되는 큐벳의 재질과 크기는?

석영유리(*석영큐벳은 자외부(<380 nm)에 주로 사용하나 가시부와 적외선부에도 가능)/
큐벳의 표준직경 - 1 cm(*10 mm로도 표현)

82. 임상화학 자동화학분석기의 공정과정에서 manual (수동법) 법과 가장 가까운 방식은?

개별방식(discrete system)

83. 자동화학분석법 중에서 검사종류가 같은 검체들을 묶어 분석하는 방법은? 이 방법으로 하면 TAT(Turn Around Time-검사실에서 검체를 채취하여 분석결과를 얻는 데까지 소요되는 시간)가 길어지고 검체수가 제한되는 단점이 있다.

일괄진행방식

84. 자동화학분석기의 대표적인 장점과 단점은?

장점: 정밀도(재현성)가 높다, 검사처리가 빠르다, 시약이 적게 소모된다.
단점: 반응을 관찰할 수가 없다.

85. 정규분포도에서 전체적인 혈당의 평균치가 100mg/dL가 나왔고 표준편차(SD)가 5일 때 혈당의 정상범위는?

정규분포의 정상범위는 [평균값 ± 2SD]이므로 $100 \pm 2 \times 5 = 90 \sim 110$ mg/dL

86. 피검물질을 완전히 전기분해하거나 적정분석 시약을 등전점에 도달할 때까지 발생시켜 이 때까지의 전기량(총 전하수 혹은 쿨롱의 수)으로부터 피검물질의 양을 구하는 것은? 즉, 이를 응용하는 것이 〈반응에서 은 이온을 발생시켜 염화물을 측정하는 데 이용되는 분석법은?

전량분석법(coulometry) (*이 전량분석법은 땀 속에 염화물을 측정하는 chloride sweat test에 적용되는 이것은 cystic fibrosis (낭포성 섬유증-끈적한 점액을 만드는 유전병)을 진단한다.

[객관식]

1. 다음 진공채혈관 중 SST의 용도는?

① 혈장분리관 ② 혈청 분리관 ③ 혈액가스 검사용
④ 응급검사용 ⑤ 채뇨관

2. 혈당측정용 진공채혈관의 뚜껑의 색깔은?

① 회색 ② 노란색 ③ 검은색 ④ 보라색 ⑤ 파란색

3. 임상화학에서 가장 많이 사용되는 진공채혈관은?

① EDTA 시험관 ② 시트르산 나트륨 시험관
③ 옥살산 나트륨 시험관 ④ 헤파린리튬 시험관
⑤ 젤/응고 촉진제 함유 시험관

4. 헤파린리튬 진공채혈관을 사용하는 검사는?

① AST ② 지질 ③ Blood gas
④ Phospholipid ⑤ Lipase

5. 플루오린화나트륨 (NaF)에 들어 있는 진공채혈관의 용도는?

① 혈액가스 측정 ② 포도당 (glucose) 측정 ③ HbA1c 측정
④ Ca 측정 ⑤ 암모니아 측정

6. NaF에서 F는 해당과정에서 어떤 효소를 불활성화 시키는가?

① catalase ② peroxidase ③ enolase
④ dehydrolase ⑤ ligase

1. ② 2. ① 3. ⑤ 4. ③ 5. ② 6. ③

7. 표준시약, 완충액이나 분석용 시약을 만들 때 사용되는 용량기구는?

① Volumetric flask (용량 플라스크) ② 비커
③ 뷰렛 ④ 삼각 플라스크
⑤ 실린더

8. 산염기 적정시 사용되는 기구는?

① Volumetric flask (용량 플라스크) ② 비커
③ 실린더 ④ 삼각 플라스크
⑤ 뷰렛

9. 점도가 높은 용액을 사용하는데 적합한 피펫은?

① 용량 피펫 ② 혈청학적-계량 피펫 ③ 반자동 마이크로 피펫
④ 오스트발트-폴린 피펫 ⑤ 모아형-계량 피펫

10. 다음 SI 기본단위로 옳은 것은?

① 농도 - N ② 길이 - m ③ 질량 - g ④ 온도 - ℃ ⑤ 광도 - A

11. SI 단위가 아닌 것은?

① 미터(m) ② 암페어 (A) ③ 퍼센트(%) ④ 몰 (mol) ⑤ 초 (s)

12. 바르게 연결된 것은?

① deci - 10^{-2} ② nano - 10^{-6} ③ pico - 10^{-9}
④ atto - 10^{-12} ⑤ femto - 10^{-15}

13. 혈당의 값이 144 mg/dL가 나왔을 때 이것은 몇 mmol/L인가?
(단, 글루코스 $C_6H_{12}O_6$의 분자량은 180이다)

① 0.8 ② 1.25 ③ 8.0 ④ 10.0 ⑤ 12.5

p184 계산문제 해설 참조

7. ① 8. ⑤ 9. ④ 10. ② 11. ③ 12. ⑤ 13. ③

14. 칼슘 10 mg/dL을 mmol/L로 나타내면? (단, Ca의 원자량은 40이다)

① 20 ② 10 ③ 5 ④ 2.5 ⑤ 1

p184 계산문제 해설 참조

15. NaCl 58.5g을 증류수에 녹여 500 mL로 만들었을 때, 이 용액의 농도(N)는? (단, NaCl의 분자량은 58.5이다)

① 5 N ② 0.5 N ③ 1 N ④ 2 N ⑤ 4 N

p184 계산문제 해설 참조

16. 20 mL의 0.1 N NaOH를 중화하는데 1 N HCl이 얼마나 필요한가?

① 2 ml ② 3 ml ③ 20 ml ④ 50 ml ⑤ 100 ml

p184 계산문제 해설 참조

17. 2 M H_2SO_4 10 mL를 중화하는데, 1 M NaOH는 얼마나 필요한가?

① 5 mL ② 10 mL ③ 20 mL ④ 40 mL ⑤ 100 mL

p184 계산문제 해설 참조

18. 2 N NaOH를 1:10으로 희석 한 후, 다시 5배 희석을 한다면 최종 용액의 농도는?

① 0.4 N ② 0.04 N ③ 0.2 N ④ 0.002 N ⑤ 0.1 N

p184 계산문제 해설 참조

19. pH 6의 농도는 pH 8의 용액보다 수소이온 농도가 몇 배 더 높은가?

① 1 ② 10 ③ 100 ④ 1,000 ⑤ 0.01

p184 계산문제 해설 참조

A 14. ④ 15. ④ 16. ① 17. ④ 18. ② 19. ③

20. 혈청성분 측정 시 심한 용혈이 있을 경우 감소하는 성분은?

① 칼륨 ② 젖산 탈수소 효소 ③ 나트륨
④ 인산염 ⑤ 마그네슘

21. 혈청성분 측정 시 심한 용혈이 있을 경우 증가하는 성분은?

① 칼륨 ② 포도당 ③ 나트륨 ④ 요소질소 ⑤ 칼슘

22. 다음 중 식사로 인해 가장 영향을 받는 것은?

① 콜레스테롤 ② Total protein ③ Glucose
④ 전해질 ⑤ 크레아티닌

23. 일내 변동이 큰 혈청 성분은?

① 철 ② 크레아티닌 ③ 요소
④ 총 단백질 ⑤ 칼슘

24. 서있을 때 채혈하는 것이 누워있을 때 채혈하는 것보다 높은 값을 나타내는 것은?

① 콜레스테롤 ② Total protein ③ Glucose
④ 전해질 ⑤ 크레아티닌

25. 소아의 혈청값이 성인보다 더 높은 것은?

① Glucose ② 콜레스테롤 ③ 요소
④ 크레아티닌 ⑤ ALP

26. 응고 촉진제와 gel이 포함되어 있는 진공시험관에 채혈한 혈액을 20분동안 실온에 방치한 후 혈청을 분리하고자 하는데 원심분리의 조건은?

① 500 g, 10분 ② 1000 g, 5분 ③ 1200 g, 10분
④ 2000 g, 20분 ⑤ 3000 g, 10분

A 20. ③ 21. ① 22. ③ 23. ① 24. ② 25. ⑤ 26. ③

27. 다음 중 혈구 내의 농도가 더 높은 것은?

① 나트륨 ② 염소 ③ Potassium
④ Phosphate ⑤ Calcium

28. 다음 중 항응고제로 헤파린을 사용하지 않는 검사는?

① 혈당 ② 혈액가스 ③ 혈액 pH
④ 암모니아 ⑤ 젖산

29. 검체 보존 시 빛에 노출되지 않도록 해야 하는 것은?

① 빌리루빈 ② 요산 ③ 요소 ④ 크레아티닌 ⑤ Glucose

30. 정맥혈보다 동맥혈의 값이 더 높은 것은?

① 젖산 ② Glucose ③ 피르부산 ④ pCO_2 ⑤ H^+

31. 채혈 후 혈장을 분리하기까지 혈액 검체를 얼음물에 냉각시켜야 하는 검사항목은?

① 콜레스테롤 ② Glucose ③ 요소 질소 ④ 암모니아 ⑤ LD

32. 투과율이 10%일 때 흡광도는?

① 0.1 ② 0.5 ③ 1.0 ④ 1.5 ⑤ 0

p184 계산문제 해설 참조

33. 흡광도가 2일 때 투과율(%T)은 얼마인가?

① 0.1 ② 0.5 ③ 1.0 ④ 1.5 ⑤ 0

p184 계산문제 해설 참조

34. NADH가 최대흡수를 보이는 파장은?

① 520 nm ② 280 nm ③ 340 nm ④ 460 nm ⑤ 292 nm

27. ③ 28. ① 29. ① 30. ② 31. ④ 32. ③ 33. ③ 34. ③

35. 분광광도계 기본구조의 순서가 옳은 것은?

① 분광부, 시료부, 수광부, 광원부 ② 광원부, 분광부, 시료부, 수광부
③ 광원부, 시료부, 분광부, 수광부 ④ 광원부, 시료부, 판독부, 수광부
⑤ 광원부, 판독부, 시료부, 수광부

36. 수광부의 위치가 큐벳과 수평이 아닌 일정한 각도를 이루며 구성된 것은?

① 원자흡광분광광도계 ② 형광광도계 ③ 분광광도계
④ 화학발광계 ⑤ 탁도계

37. 원자흡광광도계 (AAS)로 분석할 수 있는 것은?

① Cl ② Cu ③ N ④ Ar ⑤ P

38. 원자흡광광도계 (AAS)의 광원은?

① 수은램프 ② 크세논램프 ③ 텅스텐램프 ④ 중수소램프 ⑤ 속빈음극램프

39. 광원이 없는 것은?

① 분광광도계 ② 원자흡광광도계 ③ 형광광도계
④ 반사율광도계 ⑤ 화학발광분석기

40. 칼슘, 구리, 납, 마그네슘, 수은, 망간, 니켈, 아연 등과 같은 금속원소를 분석하는데 사용하는 방법은?

① 분광분석 ② 탁도분석 ③ 염광분석 ④ 형광분석 ⑤ 원자흡광분석

41. 드라이 케미스트리 (dry chemistry)에 사용되는 분석법은?

① 반사율분석 ② 탁도분석 ③ 질량분석 ④ 형광분석 ⑤ 원자흡광분석

42. 혼탁액에 의해 생성된 산란광을 측정하고 수광부의 위치가 큐벳과 수평이 아닌 다양한 각도를 이루는 분석법은?

① 분광분석 ② 탁도분석 ③ 네펠로미터 ④ 질량분석 ⑤ 원자흡광분석

35. ② 36. ② 37. ② 38. ⑤ 39. ⑤ 40. ⑤ 41. ① 42. ③

43. 이동상과 정지상에 대한 물질의 친화성, 즉 상화작용의 차이에 의해 물질을 분리하는 분석법은?

① 크로마토그래피 ② 전기영동 ③ 질량분석
④ 화학발광분석 ⑤ 효소면역 측정법

44. 시료주입기, 용매 이동시스템, 정지상이 있는 칼럼, 고압펌프, 검출기로 구성된 분석장치는?

① 전기영동 ② 질량분석기 ③ 화학발광 분석기
④ 가스 크로마토그래피 ⑤ HPLC (고속 액체 크로마토그래피)

45. 모세관 전기영동은 어떠한 원리에 기초하는가?

① 전하의 세기 ② 전기삼투 ③ 항원항체 결합
④ 정지상에 대한 친화력 ⑤ 이온의 양

46. 시료를 진공중에서 이온화하여, 전하를 띤 입자의 질량과 전하량의 비 (m/z)를 측정하는 분석법은?

① 크로마토그래피 ② 전기영동 ③ 질량분석
④ 화학발광분석 ⑤ 효소면역 측정법

47. 최근 약물분석에 주로 이용되는 분석법은?

① 원자흡광분석법 ② 산란광 분석법 ③ 반사율 분석법
④ 형광편광 면역측정법 ⑤ 방사면역측정법

48. 분광광도계의 구성 요소 중에서 빛의 세기를 전류의 세기로 전환시키는 것은?

① 광원 ② 단색화 장치 ③ 큐벳
④ 수광부 ⑤ 기록장치

49. 전류가 흐르는 전기장에서 전하를 띤 입자를 분리하는 분석은?

① 전량분석 ② 전기영동 ③ 크로마토그래피
④ 질량분석 ⑤ 이온선택전극법

43. ① 44. ⑤ 45. ② 46. ③ 47. ④ 48. ④ 49. ②

50. 발리노마이신 전극으로 측정하는 것은?

① Na^+ ② Cl^- ③ Ca^{2+} ④ K^+ ⑤ H^+

51. 분자량 (분자의 크기)에 의존하여 분리하는 크로마토그래피는?

① 역상 크로마토그래피
② 종이 크로마토그래피
③ 친화성 크로마토그래피
④ 젤 여과 크로마토그래피
⑤ 이온교환 크로마토그래피

52. 0.01 M HCl의 pH는?

① 2 ② 3 ③ 4 ④ 12 ⑤ 13

p184 계산문제 해설 참조

53. 0.0001 M NaOH의 pH는?

① 2 ② 3 ③ 10 ④ 12 ⑤ 13

p184 계산문제 해설 참조

54. 임상화학검사에서 아미노산, 카테콜아민, 혈중 약물 그리고 HbA1c 등의 측정에 이용되는 분석법은?

① 모세관 전기영동
② 가스 크로마토그래피
③ 고속 액체 크로마토그래피 (HPLC)
④ 효소면역측정법
⑤ 방사면역측정법

55. 용액 속에 포함되어 있는 전체 용질의 입자수를 측정하는데 사용되는 분석법은?

① 전기영동
② 삼투압 측정
③ 크로마토그래피
④ 질량분석
⑤ 전량분석

56. 빙점 삼투압계는 용액에 포함되어 있는 비이온성 물질 1 M이 어는점 몇 ℃를 낮추는데 근거하여 삼투압을 측정하는가?

① 0.50℃ ② 0.85℃ ③ 1.25℃ ④ 1.86℃ ⑤ 2.45℃

50. ④ 51. ④ 52. ① 53. ③ 54. ③ 55. ② 56. ④

57. 유리전극을 사용하는 pH meter에 응용되고 있는 원리는?

① 지시약의 흡광도 ② 표준액과 피검 용액의 투과율 비교
③ 전위차의 변화 ④ 삼투압의 변화 ⑤ 전도도의 변화

58. 음극은 백금, 양극은 염화은으로 구성된 전극은?

① 산소전극 ② 이산화탄소 전극 ③ 유리전극
④ 발리노마이신 전극 ⑤ 크라운 에테르 전극

59. 면역 전기영동을 염색했더니 짙은 청색으로 되었는데 여기에 사용된 염료는?

① Ponceau S ② Ponceau 3R
③ Commassie Brilliant Blue ④ Oil Red O
⑤ Fat Red 7B

60. Teflon 반투과성 막으로 구성된 전극으로 측정하는 것은?

① K ② Na ③ Ca ④ O_2 ⑤ CO_2

61. 일반적으로 질량분석기에 연결하여 사용하는 크로마토그래피는?

① 종이 크로마토그래피 ② 박층 크로마토그래피
③ 이온교환 크로마토그래피 ④ 분배 크로마토그래피
⑤ 가스-액체 크로마토그래피

62. 이동상으로 헬륨, 질소 또는 아르곤 같은 기체를 사용하여 시료 중의 기화할 수 있는 분자량이 작은 무기화합물 혹은 유기화합물을 분리하는 분석법은?

① 전기영동 ② 박층 크로마토그래피 ③ 질량분석
④ 가스크로마토그래피 ⑤ HPLC

63. 25℃에서 pH 10.02를 갖는 pH 표준용액은?

① 옥살산염 표준용액 ② 프탈산염 표준용액 ③ 인산염 표준용액
④ 붕산염 표준용액 ⑤ 탄산염 표준용액

57. ③ 58. ① 59. ③ 60. ⑤ 61. ⑤ 62. ④ 63. ⑤

64. 증류수의 순도를 결정하는 기준은?

① pH ② 빙점 ③ 비중
④ 전기전도도 ⑤ 굴절률

65. NaCl 1 mol/L는 몇 Osm/L인가?

① 0.5 ② 1 ③ 2 ④ 4 ⑤ 5

66. Osmometer로 측정한 삼투압은?

① 입자의 분자량에 비례한다. ② 입자의 수에 비례한다.
③ 용액의 양에 비례한다. ④ pH에 비례한다.
⑤ 용액의 온도에 비례한다.

67. 측정치가 정규분포에서 평균치 2SD를 취할 때 전체 측정치의 약 몇 %가 포함되는가?

① 30% ② 50% ③ 70% ④ 95.5% ⑤ 99.5%

68. 평균치가 100 mg/dL, 표준편차가 2 mg/dL일 때 변동계수 (CV)는?

① 1% ② 2% ③ 3% ④ 4% ⑤ 5%

69. 표준시약이 잘못되었을 때 나타나는 오차는?

① 계통오차 ② 우연오차 ③ 돌발오차 ④ 사무적 오차 ⑤ 검사실 과오

70. 정밀도 (동일한 관리혈청을 반복 측정했을 때 값들이 얼마나 일치하는지 여부)와 관계 깊은 것은 무엇인가?

① 정확도 ② 특이도 ③ 민감도 ④ 재현성 ⑤ 난이도

71. 측정치의 평균이 참값과 얼마나 일치하는지의 대한 용어는?

① 정확도 ② 정밀도 ③ 민감도 ④ 재현성 ⑤ 난이도

A 64. ④ 65. ③ 66. ② 67. ④ 68. ② 69. ① 70. ④ 71. ①

72. 가우시안분포 곡선에서 평균을 중심으로 값의 분산을 나타내는 지표는?

① 중앙값 ② 최빈값 ③ 변동계수 ④ 표준편차 ⑤ 표준편차 지수

73. 2종류의 관리혈청을 사용하는 정도관리 방법은?

① Levey-Jennings법
② Cu-sum법 (누화법)
③ Youden plot (쌍치법, Twin Plot)
④ 정상자 평균치법
⑤ Number plus법

74. Levey-Jennings 정도관리에서 갑작스러운 편측변동(shift)의 원인이 될 수 있는 것은?

① 시약을 교체할 때 장비를 다시 교정하였다.
② 시료 흡입기를 교체하였다.
③ 검사 중 분광광도계의 램프를 교체하였다.
④ 근무자의 교대가 있었다.
⑤ 전압이 불안정하였다.

75. Levey-Jennings 정도관리에서 하강경향 (downward trend)이 나타나는 조건은?

① 관리 물질의 부적당한 혼합
② 표준용액의 변질
③ 시약의 노후와로 인한 변질
④ 재교정의 오류
⑤ 작업자의 교대

76. "직전 측정치와 현재 측정치를 비교하여 환자의 상태 변화를 파악하고, 그 변화의 폭이 일정한 범위를 벗어나면 재검사를 한다"의 의미는?

① Panic check
② Delta check
③ 정상자 평균치법
④ Number plus법
⑤ 누화법

77. 정확도 관리와 관련이 있는 것은?

① Levey-Jennings 관리도
② Youden Plot 법
③ Cu-sum법
④ 표준 혈청측정
⑤ 중복 재현성 측정

72. ④ 73. ② 74. ③ 75. ③ 76. ② 77. ④

78. 우발오차의 원인은?

① 시약의 변질 ② 시약의 lot 변경 ③ 비색 시 기포 혼입
④ 표준액의 제작 오류 ⑤ 분석 장치의 변경

79. Westgard Multirules에서 검사를 진행해도 괜찮은 것은?

① 1_{2S} ② 1_{3S} ③ 2_{2S} ④ R_{4S} ⑤ 10x

80. 이상적인 가우스 (정규) 분포를 가장 잘 설명한 것은?

① 중앙값 > 평균 ② 중앙값 < 평균
③ 평균 = 중앙값 = 최빈값 ④ 최빈값 > 평균
⑤ 최빈값 < 평균

81. Na, K 검사에 높은 정밀도를 필요로 하는 이유는?

① 생체 내 변동 폭이 좁기 때문에 ② 미량으로 존재하기 때문에
③ 전해질이기 때문에 ④ 일내변동이 크기 때문에
⑤ 일차변동이 작기 때문에

82. 관리 혈청의 혈당 평균이 80 mg/dL이고 2표준편차 (2SD)가 4일 때 변동계수(CV, %)는?

① 0.25 ② 2 ③ 2.5 ④ 4 ⑤ 5

p184 계산문제 해설 참조

83. 같은 장비와 시약을 사용하는 검사실간의 값을 비교하여 차이가 얼마나 있는지 보는 방법은?

① 회귀식 ② 회수율 ③ 변동계수
④ 표준편차지수 (SDI) ⑤ 상관계수

84. Levey-Jennings 관리도로 관리 할 수 없는 것은?

① 정확도 ② 일간오차 ③ Shift 현상
④ Trend 현상 ⑤ 시약 분해

78. ③ 79. ① 80. ③ 81. ① 82. ③ 83. ④ 84. ①

85. 정밀도를 평가하는 것은?

① 회수율 ② 회귀식 ③ 표준혈청 측정
④ 상관계수 ⑤ 변동계수

86. 다음 SI 단위 중 올바른 것은?

① 질량 - Ib ② 길이 - m ③ 부피 - cc
④ 길이 - mile ⑤ 전압 - A

87. CV값이 증가하는 것은 무슨 의미인가?

① 민감도가 나쁘다. ② 정밀도가 나쁘다. ③ 정확도가 나쁘다.
④ 정밀도가 좋다. ⑤ 정확도가 좋다.

88. 정밀도가 높다는 것은 무슨 의미인가?

① 위음성이 적다. ② 위양성이 적다. ③ 재현성이 높다.
④ 결과가 정확하다. ⑤ 신뢰도가 높다.

89. ±2SD일 때 어느 범위에 속해있는가?

① 100% ② 97.5% ③ 95.4% ④ 99.7% ⑤ 50.0%

90. 용혈의 영향이 가장 적은 것은?

① ACP ② LD ③ Fe ④ K ⑤ BUN

91. 보통 pooled serum의 보관온도는?

① 4℃ ② 0℃ ③ 10℃ ④ -20℃ ⑤ 37℃

92. 시간이 지연될수록 수치가 증가하는 것은?

① ACP ② Glucose ③ Bilirubin
④ Ammonia ⑤ Urobilinogen

A 85. ⑤ 86. ② 87. ② 88. ③ 89. ③ 90. ⑤ 91. ④ 92. ④

93. 채혈 후 가장 먼저 검사를 해야하는 것은?

① ALP ② LD ③ ALT
④ Ammonia ⑤ Glucose

94. pH가 5일 때, 수소이온의 농도는?

① 10^{-3} ② 10^{-5} ③ 10^{-7} ④ 10^{-10} ⑤ 10^{-15}

95. 혈액을 방치했을 때 상승물질이 아닌 것은?

① Phospholipid ② Bilirubin ③ Cholesterol
④ Serum ⑤ Lipid

96. 전기영동 시 염색시약이 아닌 것은?

① Coomassibrilliant blue ② Fat red 7B
③ Bromphenol blue ④ Methylene blue
⑤ Ponceau-S

97. 단백의 전기영동 시에 전기영동의 속도는 대전량에 비례하고 ( )에는 반비례한다. 괄호 속의 알맞은 용어는?

① 분자량 ② 이온강도 ③ 전하량 ④ pH ⑤ 농도

98. 표준검체가 잘못 되었을 때 나타나는 오차는?

① 우연오차 ② 확률오차 ③ 비례오차 ④ 계통오차 ⑤ 상가오차

99. 임상결과로 정밀도를 나타내는 정도관리법은?

① 반복측정치 ② 쌍치법 ③ 누화법
④ X-R 관리도법 ⑤ 변동계수

93. ④ 94. ② 95. ② 96. ④ 97. ① 98. ④ 99. ①

100. 전기영동 시 단백이동 속도에 거의 영향이 <u>없는</u> 것은?

① 단백입자 하전량 ② 지방의 함량 ③ 완충액의 산도
④ 단백질 입자의 크기 ⑤ 전장강도

101. 계통오차가 발생하기 쉬운 원인은?

① 검체오염 ② 표준액 ③ 계산방법 ④ 결과기록 ⑤ 대기법

A 100. ② 101. ①

02 단백질(proteins)

[단답형]

1. 단백질을 측정할 때 사용되는 뷰렛방법에 사용되는 시약은?

황산구리 ($CuSO_4 \cdot 5H_2O$), 아이오딘화칼륨(KI), 타르타르산나트륨칼륨, NaOH

2. 뷰렛법에 의한 총단백질 정량에서 반응 색깔은 무엇이며 그 색깔의 강도는 무엇에 의해 결정되는가?

보라색, 펩타이드의 결합수

3. 혈장 속의 유리헤모글로빈을 그물내피계 (RE system)로 운반하는 역할을 맡고 있는 당단백질로 α_2-globulin 분획에 속하는 단백질은?

헤모펙신 (hemopexin) → 합토글로빈

4. 타액, 눈물, 체액 분비물에서 발견되며 분비자와 결합해있는 면역글로불린은 무엇인가?

IgA

5. 면역글로불린 (IgG, IgD, IgE, IgA and IgM)은 전기영동 시 어느 분획으로 이동하는가?

γ-globulin

6. pH 8.6의 barbital buffer solution을 사용하여 혈청단백질을 전기영동으로 할 때, 양극으로 가장 빨리 이동하는 것은?

알부민

7. 단기 영양지표로 이용되는 plasma protein은?

트랜스타이레틴 (transthyretin)

8. 혈청단백질 분획에서 α_2-globulin 분획에 속하는 것은?

세룰로플라스민 (ceruloplasmin), 합토글로빈 (haptoglobin), α_2-매크로글로불린

9. 전기영동 패턴 (dencitogram)에서 β-γ 가교 (bridging)의 특징을 보이는 질병은?

간질환 (간 경화증)

10. α_2-globulin 분획으로 이동하는 구리 운반 단백질은 무엇인가?

세룰로플라스민

11. 셀룰로플라스민의 결핍으로 인한 질환을 무엇이라 하는가?

윌슨병 (Wilson's disease)

12. Dencitogram에서 알부민의 저하와 α_2-globulin의 상승의 특징을 나타내는 질환은?

콩팥(신)증후군

13. 근육에서 산소를 운반하는 헴 (heme) 함유하고 있고 심근경색에서 가장 빨리 상승하는 단백질은?

마이오글로빈 (myoglobin)

14. 셀룰로스 아세트산염막 단백질 전기영동에서 전기삼투작용으로 음극으로 이동하는 것은?

γ-globulin

15. 분자량이 가장 큰 면역글로불린은?

IgM

16. 혈청에 가장 많고 태반을 통과하는 면역글로불린은?

IgG

17. 단클론성 감마글로불린병증 (대표적인 것: 다발성 골수종)에서 나타내는 전형적인 전기영동의 패턴 (dencitogram)을 나타낸다면??

γ-globulin의 상승

18. β-globulin 분획에 포함되는 것은?

Fibrinogen, 트랜스페리, 보체(C3, C4), β_2-마이크로글로부린, 헤모펙신, LDL, VLDL등

19. 급성상 반응 단백질에 포함되는 것은?

CRP, α_1-산성 당단백질 (acidglycoprotein), 합토글로빈

20. 만성 간질환 시 Albumin/Globulin (A/G) ratio의 변화는?

정상지보다 낮아짐

21. β-globulin 분획에 있으며 혈청 철을 운반하는 단백질은?

트랜스페린 (transferrin)

22. 지질 단백질인 LDL과 VLDL은 혈장 단백질 전기영동 위치에서 어느 구획에 속하는가?

β-globulin 분획

23. BCG (bromcresol green) 법에서 사용되는 succinate의 pH와 최종 색깔과 흡광도를 측정하는 파장은 얼마인가?

pH 4.2, 청녹색, 630 nm

24. 혈청 단백질의 전기영동에서 전기삼투의 영향을 많이 받는 것은 무엇이며 그 이유는?

γ-globulin (*전기영동에서 지지체와 완충용액이 접촉하면 고체표면은 (-) 전하를 띠고, 액체는 (+) 전하를 띠게된다. 따라서 감마 글로불린처럼 약하게 음전하를 띠는 것은 양극으로 이동하는 힘이 약하며(여) 완충용액이 음극으로 이동할 때 따라서 같이 휩쓸려 이동하게 된다. 이러한 현상을 전기삼투 (electroendosmosis)라고 한다.

25. C-반응성 단백질 (C-reactive protein)의 분획 위치는 어디인가?

γ-globulin

26. 단백질 내의 질소 함유는 몇 %인가?

16% (켈달법 - 지금은 사용하지 않음 - 단백질 중에 함유된 질소를 측정하는 방법,
질소(16%) × 6.25 (100/16) = 단백질

27. 셀룰로스 아세트산염막에 의한 혈청 단백질 전기영동에서 사용하는 완충액과 그의 pH는?

바(르)비탈 완충용액 (Barbital buffer solution), pH 8.6

28. 27번에서 이온강도와 적색으로 염색되는 시약은 무엇인가?

이온강도 0.06~0.07, 염색시약 Ponceau S or -3R

29. 혈장단백질의 전기영동에서 fibrinogen이 나타나는 분획은 어디인가?

β-γ 분획

30. 혈청단백질 중 가장 많은 분획을 보이는 것은?

알부민

31. α_1-globulin 분획에 해당되는 단백질은?

α_1-항트립신, α_1-산성당단백질, α_1-태아단백질 (fetoprotein, AFP)

32. 알부민의 기능은 무엇인가?

교질삼투압과 산염기 평형을 유지, 운반 단백질의 기능 (빌리루빈,지방산, Ca, Cu, Zn등을 운반)

33. 알부민은 채혈 시 체위에 의해 변동되는 데 누워있을 때와 서있거나 앉아 있을 때와 비교한다면?

누워있을 때 10-15% 저치

34. 영양상태를 평가하는 데 이용되는 단백질은 무엇이 있는가?

레티놀 결합 단백질 (retinol binding protein, RBP), 트랜스타이레틴 (transthyretin, TTR)

35. 뷰렛법에서 ether을 첨가하는 목적은 무엇인가?

Albumin과 Globulin의 분리

36. 40-60℃에서 침전되고 80℃ 이상이되면 다시 용해되는 특징을 보이는 단백질은? 즉, 이 단백질은 열에 대한 특이한 용해성을 가지고 있다. 그리고 이 단백질과 관련이 있는 질환은?

벤스-존슨 단백질, 다발성 골수종

37. 갑상선 호르몬과 결합하는 트랜스레틴 (transthyretin)의 분획위치는 어디인가?

프리 알부민

38. 면역글로불린이 합성(생성)되는 장소는 어디인가?

형질세포 (plasmacell)

39. 단백질의 1차 구조를 형성하기 위해 아미노산과 아미노산의 결합을 무엇이라 하는가?

peptide bond

40. Peptide 결합은 아미노산의 어떤 화학기 사이의 결합인가?

carboxyl기와 amino 기

41. 단백질의 분류에서 수송단백질에 속하는 것은? 그리고 각각 무엇을 수송하는가?

헤모글로빈 (산소운반), 알부민 (빌리루빈, 지방산, 칼슘 등), 트렌스페린 (철 운반)

[객관식]

1. 건강한 사람의 혈청에서 가장 많은 단백질 분획은?

① 알부민 ② α_1-글로불린 ③ α_2-글로불린
④ β-글로불린 ⑤ γ-글로불린

2. 알부민의 기능이 아닌 것은?

① 빌리루빈 수송 ② 면역반응 ③ 지방산 수송
④ 혈액 교질삼투압 조절 ⑤ 칼슘 수송

3. 뷰렛시약으로 단백질을 측정할 때 종말색이 자색이 되는데 이 색깔의 진하기와 비례하는 것은?

① 단백질의 분자량 ② 매질의 pH ③ 펩타이드의 결합수
④ 유리 아미노산 ⑤ 단백질의 이온수

4. 황산구리 ($CuSO_4 \cdot 5H_2O$), NaOH에 녹인 KI, 타르타르칼륨나트륨으로 구성된 시약을 사용하는 총 단백질 측정법은?

① 켈달법 ② 뷰렛법 ③ Folin-Wu 법
④ 자외부법 ⑤ 디아조 시약법

5. 트랜스페린 (transferrin)은 혈청 단백질 분획 중 어디에 속해있는가?

① 알부민 ② α_1-글로불린 ③ α_2-글로불린
④ β-글로불린 ⑤ γ-글로불린

6. 헤모글로빈과 결합하며, α_2-글로불린 분획에 위치하는 단백질은?

① 헤모펙신 ② 트랜스페린
③ 트랜스티레틴 (transthyretin) ④ 세룰로플라스민
⑤ 합토글로빈 (haptoglobin)

01 Summary
02 단원별 문제
03 실전 모의고사

 1. ① 2. ② 3. ③ 4. ② 5. ④ 6. ⑤

7. 갑상선 호르몬과 결합하는 트랜스티레틴 (transthyretin)의 분획위치는?

① 알부민
② α_1-글로불린
③ α_2-글로불린
④ 프리알부민(prealbumin)
⑤ γ-글로불린

8. 면역글로불린과 CRP (C-reactive protein)가 위치하는 단백질의 분획은?

① 알부민
② α_1-글로불린
③ α_2-글로불린
④ β-글로불린
⑤ γ-글로불린

9. 혈청단백질을 전기영동할 때 양극으로 가장 빨리 이동하는 것은?

① 알부민
② α_1-글로불린
③ α_2-글로불린
④ β-글로불린
⑤ γ-글로불린

10. 단백질의 densitogram에서 간경화증의 전형적인 특징은?

① 알부민 대폭 증가
② α_1-글로불린 증가
③ α_2-글로불린 증가
④ β-글로불린 감소
⑤ γ-글로불린의 증가로 β-γ 가교 (bridging) 형성

11. 전기영동 이후에 단백질을 염색하는 염료는?

① Fat red 7B
② Sudan black 10B
③ Ponceau S
④ Oil red O
⑤ Prussian blue

12. 초유, 땀, 타액, 젖등의 분비물이나 점막에 존재하는 면역글로불린은?

① IgA ② IgG ③ IgM ④ IgD ⑤ IgE

13. 혈청에 가장 많은 면역글로불린은?

① IgA ② IgG ③ IgM ④ IgD ⑤ IgE

정답: 7. ④ 8. ⑤ 9. ① 10. ⑤ 11. ③ 12. ① 13. ②

14. 급성상 반응물질 (ACR)은 상해나 염증등에 의해서 증가가 되는데 여기에 해당이 안되는 것은?

① α_1-항트립신 ② α_1-산성당단백질 ③ ceruloplasmin
④ transferrin ⑤ fibrinogen

15. 단클론성 감마글로불린병 (monoclonal gammopathy)의 대표적인 질환은 다발성 골수종 (multiple myeloma)인데 여기서 보여지는 densitogram의 대표적인 특징은?

① 알부민의 증가 ② α_1-글로불린 감소 ③ α_2-글로불린 감소
④ β-글로불린 증가 ⑤ γ-글로불린 증가 (특히, IgG 등)

16. 뷰렛반응 중에서 알카리 하에서 단백질이 무엇과 반응하여 청자색의 킬레이트 화합물을 형성하는가?

① Na^+ ② Zn^{2+} ③ Cu^{2+} ④ Mg^{2+} ⑤ Cl^-

17. 셀룰로스 아세트산막으로 혈청 단백질을 전기영할 때, 사용하는 완충용액과 pH는?

① 바비탈 완충용액, pH 8.6 ② 인산 완충용액, pH 7.0
③ 트리스 완충용액, pH 7.2 ④ 석신산 완충용액, pH 4.2
⑤ 글라이신 완충용액, pH 10.0

18. 색소결합법에 의한 알부민 측정에 사용되는 것은?

① 메틸레드 (methyl red) ② 브롬크레졸그린 (BCG)
③ 인도시아닌 그린 (ICG) ④ 브롬설포프탈레인 (BSP)
⑤ 페놀프탈레인

19. 알부민 측정용 BCG 시약을 함유한 석신산 완충용액의 pH는?

① 3.5 ② 4.2 ③ 5.4 ④ 6.2 ⑤ 7.0

20. 구리와 결합하는 ceruloplasmin의 전기영동 분획의 위치는?

① 알부민 ② α_1-글로불린 ③ α_2-글로불린
④ β-글로불린 ⑤ γ-글로불린

A 14. ④ 15. ⑤ 16. ③ 17. ① 18. ② 19. ② 20. ③

21. 혈장 단백질 전기영동에서 피브리노겐 (fibrinogen)의 위치는?

① 프리알부민
② 알부민
③ α_1-글로불린과 α_2-글로불린 사이
④ α_2-글로불린과 β-글로불린 사이
⑤ β-글로불린과 γ-글로불린 사이

22. 단기영양지표로서 이용되는 혈장 단백질은?

① 알부민
② 합토글로불린
③ 헤모펙신
④ 트랜스타이레틴
⑤ α_1-항트립신

23. 단백질 전기영동에 사용되는 염색시약이 <u>아닌</u> 것은?

① Aminoblack 10B
② Sudan black B
③ Ponceau S
④ Ponceau 3R
⑤ Coomassie Brilliant Blue

24. 다음 중 구리를 수송하는 단백질과 결핍시의 질병은?

① 트랜스페린-간경화증
② 트랜스티레틴-다발성 골수종
③ 합토글로빈-다운증후군
④ 세룰로플라스민-윌슨병
⑤ 알부민-쿠싱 증후군

25. 다발성 골수종에서 보이는 벤스-존스 단백질의 특징은?

① 40-60℃에서 침전, 80-100℃에서 다시 용해
② 40-60℃에서 용해, 80-100℃에서 다시 용해
③ 40-60℃에서 용해, 80-100℃에서 다시 침전
④ 10-20℃에서 침전, 40-60℃에서 다시 용해
⑤ 10-20℃에서 용해, 40-60℃에서 다시 침전

26. 전기삼투의 영향을 가장 많이 받는 단백질 분획은?

① 알부민
② α_1-글로불린
③ α_2-글로불린
④ β-글로불린
⑤ γ-글로불린

A 21. ⑤ 22. ④ 23. ② 24. ④ 25. ① 26. ⑤

27. 혈청 단백질 중 가장 적은 분획은?

① 알부민 ② α_1-글로불린 ③ α_2-글로불린
④ β-글로불린 ⑤ γ-글로불린

28. 급성상 반응 단백질의 하나로 헤모글로빈의 헴과 결합하여 그물내피 세포에 전달하는 단백질은?

① 알부민 ② 헤모펙신 ③ 합토글로불린
④ 트랜스페린 ⑤ 보체 (C3, C4)

29. β-분획에 있으며 혈청 철을 운반하는 단백질은?

① 알부민 ② 헤모펙신 ③ 합토글로불린
④ 트랜스페린 ⑤ α_1-항트립신

30. 셀룰로오스 아세트산염막 전기영동에서 전기영동 조건이 일정할 때 물질의 이동에 가장 영향을 미치는 것은?

① 분자의 전하량 ② 분자모양 ③ 분자의 용해성
④ 분자량의 크기 ⑤ 비극성 상태

31. 단백질 전기영도 시 혈청단백질이 음(-)전하를 띠게 하는 방법은?

① 전압상승 ② 단백질 농축
③ 지지체 변경 ④ 완충액의 pH 조절 (알카리 상태)
⑤ 완충액의 pH 조절 (산성 상태)

32. 단백질에 포함된 질소의 대략적인 평균 함량은?

① 3% ② 6% ③ 10% ④ 16% ⑤ 30%

33. 혈청 단백 cellulose acetate에서 전기영동시 시작점에서 음극으로 밀려나는 것은?

① Albumin ② α_1-globulin ③ α_2-globulin
④ β-globulin ⑤ γ-globulin

④ 27. ② 28. ② 29. ④ 30. ① 31. ④ 32. ④ 33. ⑤

34. 단클론성 감마글로불린혈증의 대표적인 질환은?

① 간경화 ② 다발성 골수종 ③ 백혈병
④ 신증후군 ⑤ 급성염증

35. 뷰렛시약으로 구성된 것은?

① $CuSO_4$, Sod. pot. tartrate, NaOH, KI
② $CuSO_4$, Sod. pot. tartrate, NaCl, KI
③ $CuSO_4$, H_2SO_4, NaOH, KI
④ $CuSO_4$, H_3BO3, NaOH, KI
⑤ $CuSO_4$, HCl, NaOH, KI, H_3BO_3

36. 티록신과 비타민 A를 수송하며 혈청단백질전기영동에서 알부민 보다 먼저 양극(+)쪽으로 이동하는 것은?

① 프리알부민 ② γ-글로불린 ③ β-글로불린
④ α_1-글로불린 ⑤ α_2-글로불린

37. 주로 간 이외에서 만들어지는 단백질은?

① 알부민 ② γ-글로불린 ③ 피브리노겐
④ α_1-글로불린 ⑤ 셀룰로플라스민

38. Peptide bond는 아미노산의 어떤 화학기 사이의 결합을 말하는가?

① Hydrogen group 과 Carboxyl group
② Carboxyl group과 Amino group
③ Hydrogen group과 Amino group
④ Hydrogen group과 R group
⑤ Amino group과 R group

39. 비만세포에 선택적 결합을 하고 히스타민 분비를 촉진시켜 알레르기를 일으키는 면역글로불린은?

① IgA ② IgD ③ IgE ④ IgG ⑤ IgM

A 34. ② 35. ① 36. ① 37. ② 38. ② 39. ③

40. 전기영동의 이동도는 ( )에 반비례하고 대전도에 비례한다. ( )에 알맞은 말은?

① 분자량 ② 이온강도 ③ 전하량 ④ 염색시약 ⑤ 전해질 특징

41. 혈청 단백질의 전기영동에 사용하는 바비탈(베로날) 완충용액의 pH는?

① 6.2 ② 7.0 ③ 7.4 ④ 8.6 ⑤ 9.2

42. 형질세포에서 합성되는 것은?

① 알부민 ② 프로트롬빈 ③ 트롬빈
④ 면역글로불린 ⑤ 피브리노겐

43. 단백질이 전기영동을 할 수 있는 이유는 무엇인가?

① 단백질은 펩타이드 결합으로 이루어져 있기 때문에
② 단백질은 질소를 함유하기 때문에
③ 단백질은 수용성이기 때문에
④ 단백질은 완충액과 결합하기 때문에
⑤ 단백질은 전하를 띠고 있기 때문에

44. 등전점을 나타내는 기호는?

① S ② mol ③ pI ④ IU ⑤ N

45. 전기영동을 할 수 없는 것은?

① 효소 ② 단백질 ③ 지질단백질
④ 지방산 ⑤ 헤모글로빈

46. Protein 측정시 사용하는 단백질 표준액을 녹일 때 가장 좋은 것은?

① 증류수(D.W) ② 인산 완충액 ③ Benzoic acid
④ 구연산 완충액 ⑤ TCA 용액

A 40. ① 41. ④ 42. ④ 43. ⑤ 44. ③ 45. ④ 46. ①

47. Albumin 색소 정량에 쓰이지 않는 색소는?

① Brom cresol green (BCG)
② Brom cresol purple (BCP)
③ HABA dye
④ Methylene blue
⑤ Methyl orange

48. Albumin과 결합하는 것은?

① Brom phenol blue
② Nigrosine
③ Ponceau S
④ Brom cresol green
⑤ Fat red 7B

49. Albumin 측정에 사용하는 BCG 시약이 pH 4.2에서 나타나는 색은?

① 적색 ② 청색 ③ 녹색 ④ 자색 ⑤ 황색

50. Albumin과 많이 결합되어 있는 지질은?

① Cholesterol
② Triglyceride
③ Fatty acid
④ Phospholipid
⑤ Free fatty acid

대부분의 지질이 globulin과 결합하고 있지만 유리지방산은 거의 알부민과 결합

51. 정상인의 혈청 단백질 분획 중 가장 농도가 높은 것과 낮은 것은?

① Albumin-α_1 globulin
② Albumin-α_2 globulin
③ γ-globulin-α_2 globulin
④ Albumin-β globulin
⑤ γ-globulin-α_1 globulin

52. Transferrin에 결합되어 있는 철의 형태는?

① Fe^{+} ② Fe^{2+} ③ Fe^{3+} ④ Fe^{4+} ⑤ Fe^{5+}

Transferrin 1분자에 Fe^{3+} 2개가 결합하고 철의 수송체로서 작용. 철 측정 시 Fe^{3+}를 Fe^{2+}로 환원시키고 발색시약을 가하여 반응시킨 후 측정

47. ④ 48. ④ 49. ③ 50. ⑤ 51. ① 52. ③

53. 전기영동에 대하여 옳은 것은?

① 이온강도가 크면 완충작용이 저하된다.
② 이온강도는 0.05~0.07을 많이 사용한다.
③ 이온강도가 작으면 열의 발생이 증가한다.
④ 이온강도가 작으면 흐르는 전류는 증가한다.
⑤ 이온강도가 작으면 단백의 이동도는 감소한다.

이온강도를 증가시키면 입자의 주위에 전기이중상 때문에 영동속도가 느려진다. 이온강도를 감소시키면 영동속도는 빨라진다. 그러나 이온강도를 내리면 이온 및 입자의 확산이 커져서 분리능이 저하된다. 이온강도가 크면 열의 발생 (Joule)이 증가한다.

54. 혈청단백의 전기영동 분석에 대하여 옳은 것은?

① pH 8.6인 완충액에서 대부분의 단백질은 양성으로 하전된다.
② 완충액의 이온강도가 크면 단백의 이동도는 증가한다.
③ 이온강도가 크면 열의 발생이 감소한다.
④ 이온강도가 적으면 전류는 증가한다.
⑤ 하전량이 적은 단백질은 전기삼투의 영향을 크게 받는다.

55. Amido black 10B 혹은 Ponceau S는 무엇을 염색할 때 사용하는가?

① 지방염색　② 핵산염색　③ 단백질염색
④ 전분염색　⑤ 탄수화물염색

56. 전기영동 시 단백질의 이동속도에 거의 영향을 미치지 않는 것은?

① 염색시약　② 전하의 강도　③ 완충액의 산도
④ 단백질 입자의 크기　⑤ 단백질 입자의 하전량

인자는 하전량, 분자량, 이온강도, 완충액, pH, 전압, 전류, 전해질의 종류, 단백질의 모양 및 크기 등이 포함된다)

57. 단백질 전기영동 시 양극쪽으로부터 순서대로 나열하면?

① albumin→α_1-globulin→α_2-globulin→β -globulin→γ-globulin
② albumin→α_2-globulin→α_1-globulin→β -globulin→γ-globulin
③ albumin→α_1-globulin→α_2-globulin→γ-globulin→β-globulin
④ albumin→α_2-globulin→α_1-globulin→γ-globulin→β-globulin
⑤ γ-globulin→α_1-globulin→α_2-globulin→β-globulin→albumin

53. ②　54. ⑤　55. ③　56. ①　57. ①

58. 혈청단백 전기영동에서 완충액의 pH를 등전점과 동일하게 했을 때 단백분획은 어떻게 되는가?

① 양극으로 이동한다. ② 이동하지 않는다. ③ 음극으로 이동한다.
④ 변질되어 버린다. ⑤ 투석된다.

59. 단백질 전기영동 시 가장 나중에 하는 과정은?

① 염색 ② 전기영동 ③ 고정
④ sample loading ⑤ densitometry

60. 혈청 단백질을 cellulose acetate 막에서 전기영동을 했을 때 시작점 (application point)에서 뒤로 (음극으로) 이동하는 것은?

① Albumin ② α_1-globulin ③ α_2-globulin
④ β-globulin ⑤ γ-globulin

전기삼투란 용질입자가 고정되어 이동하지 않을 경우 상대적으로 용매분자가 이동하는 것을 의미. 즉, γ-globulin은 시작점에소 (-) 전기를 띄어도 (-)극으로 밀려가게 된다. 지지체의 음전기 주위에 양전기가 몰려와 상대적으로 많아져서 이것이 (-)극으로 가려고 한다. 즉 양전기를 가진 이온이 물에 녹아있으므로 용매의 이동을 일으킨다. 이것을 전기삼투라한다.

61. 단백질을 측정하기 위한 채혈조건에서 <u>틀린</u> 것은?

① 식사에 상관없다.
② 체위나 운동에 의해 변동이 된다.
③ 요 중의 단백질은 대부분 globulin이다.
④ 누워있을 때가 서있을 때보다 0.4~0.8g/dl 정도 낮다
⑤ 단시간에 심한 운동을 총단백질 농도를 약 10% 정도 증가시킨다.

62. 알카리하에서 단백질이 무엇과 반응하여 적자색 복합물을 형성하는가?

① Na_2SO_4 ② $ZnSO_4$ ③ $CuSO_4$ ④ $BaSO_4$ ⑤ H_2SO_4

58. ② 59. ⑤ 60. ⑤ 61. ③ 62. ③

03 지질(lipids)

[단답형]

1. 외인성 트리글리세라이드 (exogenous triglyceride)는 어떤 형태로 운반이 되는가?

chylomicron

2. 지질단백질 중에서 비중이 가장 큰 것은?

HDL

3. 음식물섭취 시에 장에서 흡수되어 장점막 세포에서 형성되는 지질단백질은?

chylomicron

4. 조직에 있는 콜레스테롤을 간으로 운반하는 지질단백질은?

HDL

5. 전기영동의 α-분획에 해당되는 지질단백질은?

HDL

6. 전기영동에서 β-분획에 위치하는 지질단백질은?

LDL

7. 전기영동에서 preβ-분획에 위치하는 지질단백질은?

VLDL

8. VLDL은 주로 무엇을 운반하는가?

중성지방 (triglyceride)

9. β-지질단백질 분획의 주요 지질은 무엇인가?

Cholesterol

10. 지방에 의해 혈청이 우유처럼 혼탁해진 것의 원인이 되는 것은 무엇인가?

chylomicron

11. 스테로이드 호르몬의 전구체는 무엇인가?

cholesterol

12. 담즙산 (bile acid)는 어떤 물질로부터 만들어지는가?

cholesterol

13. 콜레스테롤을 말초조직으로 운반하는 지질단백질은 무엇인가?

LDL

14. 혈청에서 가장 많은 지질단백질은 무엇인가?

LDL

15. 콜레스테롤을 가장 많이 함유하고 있는 지질단백질은?

LDL

16. LDL의 변이형으로 동맥경화성 심혈관 질환의 위험성을 높이는 지질단백질은?

Lp(a)

17. 중성지방인 TG 특히 외인성 TG의 함유 비율이 가장 높은 지질단백질은?

Chylomicron

18. 레시틴 콜레스테롤 아실기 전이효소 (LCAT)를 활성화에 필요한 아포지질단백질은?

Apo A-I, Apo C-I

19. LCAT (lecithin cholesterol acyltransferase)의 기능은?

유리형 콜레스테롤을 에스테르형 콜레스테롤로 전환
에스테르형을 유리형으로 전환하는 효소 (cholesteryl esterase)

20. HDL의 표면에 있는 주요 아포지질단백질은?

Apo A-I

21. HDL-cholesterol이 낮고 LDL-cholesterol이 높을 경우 예상되는 질환은?

심장 관상동맥질환 (coronary artery disease, CAD or coronary heart disease, CHD)

22. LDL-choesterol 값을 구하는 Friedewald formula는?

LDL-cholesterol = Total cholesterol -[HDL-cholesterol + TG/5]

23. HDL-cholesterol을 구하는 침전법은?

덱스트란황산, 헤파린, 텅스텐인산에 의해 침전하는 성질을 이용하여 측정
황산헤파린-염화망가니즈, 황산덱스트란-염화마그네슘, 텅스텐산인산-염화마그네슘등과 같은
"다가음이온-2가 양이온"의 결합물을 사용하여 VLDL,IDL, LDL, Lp(a)를 침전시킴

24. 입자 크기가 가장 큰 지질단백질은?

Chylomicron

25. HDL의 주요 지질 성분은 무엇인가?

인지질

26. 지질단백질 각각의 전기영동 순서는?

원점 (chylomicron)-preβ (VLDL)-Broadβ (IDL)-β (LDL)-α(HDL)

27. LDL의 주요 아포지질단백은?

Apo B-100

28. 혈청에 가장 많이 존재하는 지질단백질은?

LDL (32-62% 정도)

29. β-지질단백질 분획의 주요 지질은 무엇인가?

Cholesterol (*β-지질단백질은 LDL을 가르키며 LDL의 주성분은 콜레스테롤이기 때문)

30. 콜레스테롤과 중성지방은 식사의 영향을 받는가?

콜레스테롤은 식사의 영향을 거의 받지 않지만 중성지방은 공복혈청으로 측정
(*임상적으로 측정 대상이 되는 것은 TG는 내인성 TG이기 때문에 공복혈청으로 측정해야 한다)

31. 콜레스테롤은 Cholest-4-en-3-none으로 전환시키는 효소는?

Cholesterol oxidase

[객관식]

1. 음식물 섭취 시 장에서 흡수되어 장 점막 세포에서 형성되는 지단백질은?

① 킬로미크론 ② VLDL ③ IDL ④ LDL ⑤ HDL

2. 비중이 가장 큰 것은?

① 킬로미크론 ② VLDL ③ IDL ④ LDL ⑤ HDL

3. 크기가 가장 큰 것은?

① 킬로미크론 ② VLDL ③ IDL ④ LDL ⑤ HDL

4. VLDL은 주로 무엇을 운반하는가?

① 외인성 Triglyceride (중성지방) ② 아포지질단백질
③ 내인성 Triglyceride ④ 유리형 콜레스테롤
⑤ 에스터형 콜레스테롤

5. 초고속 원심분리에 의해 분류된 지단백질 중에서 α-지단백질에 해당되는 것은?

① 킬로미크론 ② VLDL ③ IDL ④ LDL ⑤ HDL

6. 전기영동에서 β-분획에 위치하는 것은?

① 킬로미크론 ② VLDL ③ IDL ④ LDL ⑤ HDL

7. 말초조직의 콜레스테롤을 간으로 운반하는 것은?

① 킬로미크론 ② VLDL ③ IDL ④ LDL ⑤ HDL

8. 콜레스테롤을 말초조직으로 운반하는 지단백질은?

① 킬로미크론 ② VLDL ③ IDL ④ LDL ⑤ HDL

A 1. ① 2. ⑤ 3. ① 4. ③ 5. ⑤ 6. ④ 7. ⑤ 8. ④

9. 혈청에 가장 많은 지단백질은?

① 킬로미크론 ② VLDL ③ IDL ④ LDL ⑤ HDL

10. 콜레스테롤의 함량의 가장 많은 지단백질은?

① 킬로미크론 ② VLDL ③ IDL ④ LDL ⑤ HDL

11. LDL의 변이형으로 아테롬성 동맥경화성 심혈관 질환의 위험성을 높여주는 것은?

① Lp(a) ② HDL ③ Apo A-I
④ Apo B-100 ⑤ Apo C-I

12. 헤파린-$MgCl_2$ 등을 이용한 침전법으로 측정하는 것은?

① TG ② LDL ③ IDL ④ LDL ⑤ HDL

침전제에는 phosphotunstic acid-$HgCl_2$, dextran-$MgSO_4$, Heparin-Ca, Heparin-Mn 등이 있으며 이들은 지단백 중 VLDL, LDL을 불용성 복합체로 침전시킨다.

13. Friedewald formula를 이용하여 LDL을 구하면?
[Total Cholesterol: 200 mg/dL, HDL: 80 mg/dL, TG: 200 mg/dL]

① 60 mg/dL ② 80 mg/dL ③ 120 mg/dL
④ 200 mg/dL ⑤ 240 mg/dL

LDL = TC − (HDL + TG/5), LDL = 200 − (80 + 200/5) = 200 − (80 + 40) = 80 mg/dL

14. HDL이 낮고 LDL이 높을 때 어떤 질환의 위험을 예측할 수 있는가?

① 췌장염 ② 당뇨병 ③ 관상동맥질환
④ 고지혈증 ⑤ 간암

15. 유리형 콜레스테롤을 에스터형 콜레스테롤로 전환시키는 효소인 LCAT (lecithin cholesterol acyl transferase)의 작용을 활성화하는 것은?

① Apo A-I ② Apo A-II ③ Apo B-100 ④ Apo C-II ⑤ Apo E

9. ④ 10. ④ 11. ① 12. ⑤ 13. ② 14. ③ 15. ①

16. 외인성 TG는 어떤 형태로 혈장으로 운반되는가?

① 인지질 ② 에스테르형 콜레스테롤 ③ Chylomicron
④ Free fatty acid ⑤ VLDL

17. 지방 섭취 후 혈청이 상층에 우유처럼 (milky) 혼탁해졌다. 무엇 때문인가?

① 빌리루빈 ② 콜레스테롤 ③ Chylomicron
④ 인지질 ⑤ VLDL

18. 식사의 영향을 가장 적게 받는 것은?

① Cholesterol ② Triglyceride ③ Fatty acid
④ Chylomicron ⑤ Glucose

19. HDL의 주요 아포지질단백질은?

① Apo A-I ② Apo B-100 ③ Apo C-II
④ Apo C-III ⑤ Apo E

20. LDL의 주요 아포지질단백질은?

① Apo A-I ② Apo B-100 ③ Apo C-II
④ Apo C-III ⑤ Apo E

21. 콜레스테롤의 탄소수는?

① 10 ② 17 ③ 27 ④ 30 ⑤ 32

22. 에스테르형 콜레스테롤을 합성하는 효소는?

① LD ② LCAT ③ GGT ④ ChE ⑤ GOD

혈청을 방치하면 free cholesterol이 LCAT의 작용에 의해 ester cholesterol이 증가한다.

16. ③ 17. ③ 18. ① 19. ① 20. ② 21. ③ 22. ②

23. 지질단백질 중 중성지방의 함량 비율이 제일 많은 것은?

① HDL ② Chylomicron ③ VLDL
④ LDL ⑤ IDL

24. 지질단백질 전기영동에서 양극 방향으로 가장 빨리 이동하는 것은?

① HDL ② Chylomicron ③ VLDL
④ LDL ⑤ IDL

25. 지질단백질 전기영동에서 LDL은 어느 위치에 분획되는가?

① 알부민 ② α_1-글로불린 ③ α_2-글로불린
④ β-글로불린 ⑤ γ-글로불린

26. 다음 중 인지질에 포함되는 것은?

① 콜레스테롤 ② TG ③ 스테아르산
④ 레시틴 ⑤ 프로스타글란딘

27. 내인성 TG를 가장 많이 함유하고 있는 지질단백질은?

① HDL ② Chylomicron ③ VLDL
④ LDL ⑤ IDL

28. 1분자의 글리세롤과 3분자의 지방산이 에스테르 결합을 하고 있는 것은?

① 콜레스테롤 ② 중성지방 (TG) ③ 인지질
④ IDL ⑤ Chylomicron

29. 최소한 14시간을 금식 한 후 검사를 해야 정확한 값을 얻을 수 있는 항목은?

① 요소질소 ② 중성지방 (TG) ③ 콜레스테롤
④ CK ⑤ LD

23. ② 24. ① 25. ④ 26. ④ 27. ③ 28. ② 29. ②

30. 다음 효소들은 어떤 물질을 측정할 때 사용되는가?

[효소]-Cholesterol esterase, Cholesterol oxidase, Peroxidase

① HDL-Cholesterol ② Total Cholesterol ③ TG
④ 인지질 ⑤ Free Cholesterol

31. TG는 글리세롤과 지방산의 ( ) 결합으로 되어있다. 괄호속의 알맞은 것은?

① 산 ② 알카리 ③ 에스테르화
④ 탈아미노화 ⑤ 중화반응

32. 동맥경화가 의심될 때 유용한 검사는?

① CK ② LDL-Cholesterol ③ Albumin/Globulin
④ Blood gas ⑤ 혈당

33. 콜레스테롤의 함량이 가장 높고, 혈중농도 상승시 관상동맥질환의 위험성을 높이는 성분은?

① HDL ② IDL ③ LDL
④ VLDL ⑤ Chylomicron

34. Cholesterol 정량법에서 digitonine과 결합하여 침전되는 성분은?

① Total cholesterol ② Ester cholesterol ③ Free cholesterol
④ Phospholipid ⑤ Triglyceride

35. 혈청 내에 있는 free cholesterol은 무엇과 결합하는가?

① Albumin ② α_1-globulin ③ α_2-globulin
④ β-globulin ⑤ γ-globulin

혈청 내 지질의 대부분은 단독으로 존재하지 않고 단백질과 결합상태인 lipoprotein으로 존재한다. 이 때문에 비수용성 지질이 혈액에 용해되고 세포막을 통과할 수 있게 된다. Free cholesterol은 일반적으로 albumin과 결합하고 있다.

30. ② 31. ③ 32. ② 33. ③ 34. ③ 35. ①

36. 혈청 ester cholesterol에 ester 결합을 하고 있는 것은?

① lactic acid ② phospholipid ③ 지방산 (fatty acid)
④ glutamic acid ⑤ pyruvic acid

혈청 총 cholesterol의 약 2/3sms 지방산과 ester 결합을 하고 1/3은 유리형이다. 총 cholesterol을 측정할 경우 cholesterol esterase로 cholesterol ester를 가수분해하여 free형으로 만든 후 측정한다)

37. 식후에 측정치가 현저히 상승하는 것은?

① Free fatty acid ② Total cholesterol ③ Phospholipid
④ Triglyceride ⑤ Free cholesterol

식후 혈중농도의 변화는 유리지방산은 감소, 총콜레스테롤은 불변, 인지질은 상승)

38. Lipoprotein lipase에 의해 가수분해되는 것은?

① 중성지방 (TG) ② 유리지방산 ③ 담즙산
④ 인지질 ⑤ 콜레스테롤

Lipoprotein lipase의 가장 중요한 역할은 중성지방의 가수분해작용이다.

39. 지질단백질 중 정상인에서 나타나지 <u>않는</u> 것은?

① pre-β-lipoprotein ② β-lipoprotein ③ Prealbumin
④ Chylomicron ⑤ α-lipoprotein

정상인 혈청 중 지단백은 α-lipoprotein, pre-β-lipoprotein, β-lipoprotein으로 구성되고 지방간 환자에서는 Chylomicrondl 높게 나타난다.

40. 지단백 전기영동에서 양극 방향으로 가장 멀리 이동하는 분획은?

① pre-β-lipoprotein ② β-lipoprotein ③ Prealbumin
④ Chylomicron ⑤ α-lipoprotein

지단백 전기영동 시 α-lipoprotein이 가장 빠르게 이동하고 다음은 pre-β-lipoprotein, β-lipoprotein의 순서로 이동하고, Chylomicron은 혈청 위치에 남는다.

36. ③ 37. ④ 38. ① 39. ④ 40. ⑤

41. 혈청 지질단백에 대한 설명 중 옳은 것은?

① chylomicron은 비중이 가장 크다.
② LDL의 주요한 단백은 Apo-A이다.
③ HDL의 cholesterol 함량이 가장 높다.
④ 지단백 염색은 Ponceau S로 한다.
⑤ 정상혈청 지단백의 분획비가 가장 높은 것은 β-lipoprotein이다.

비중은 chylomicron이 가장 낮고 HDL이 가장 높다. LDL 중 Apo 성분은 Apo-B가 98%를 차지한다. HDL에는 단백질이나 인지질이 가장 높게 분포되어 있다. 지질단백질의 각 분획의 농도는 α-lipoprotein이 20~38%, pre-β-lipoprotein이 0~22%, β-lipoprotein이 40~50%로 분포되어 있다.

42. 다음 설명 중 옳지 않은 것은?

① HDL의 주요한 단백은 Apo-A이다.
② VLDL의 주요 지질은 중성지방이다.
③ LDL의 주요 단백은 Apo-B이다.
④ HDL 중 가장 많은 지질은 인지질이다.
⑤ HDL은 cholesterol을 가장 많이 함유한다.

43. HDL cholesterol과 관계없는 질환은?

① 동맥경화증 ② 신장염 ③ 관상동맥 심질환
④ 뇌졸중 ⑤ 허혈성 심질환

41. ⑤ 42. ⑤ 43. ②

04 탄수화물(carbohydrates)

[단답형]

1. 이당류에서 glucose + galactose는? glucose + fructose는?

Lactose (젖당), Sucrose (설탕)

2. 당의 작용기인 알데하이드기(-CHO)와 케톤기(-CO-)는 철(III)이나 구리(II) 분자와 반응하여 환원시키고 당 자신은 산화된다. 여기에 해당되지 않은 비환원당 (nonreducing sugar)은?

Sucrose (설탕)

3. 1분자의 glucose가 2분자의 피루브산으로 전환되는 과정을 무엇이라 하는가?

해당과정 (glycolysis)

4. 간이나 근육에서 과다한 포도당이 다당류로 전환되는 과정은?

글리코겐 합성 (glycogenesis)

5. 혈당조절 호르몬에서 혈당수치를 낮추어주는 유일한 호르몬은?

인슐린 (insulin)

6. 5번의 반대로 혈당수치를 높여주는 호르몬은?

글루카곤, 에피네프린, 코르티솔, 성장 호르몬

7. 인슐린과 글루카곤의 분비를 억제하는 호르몬은?

소마토스타틴

8. 정상 성인의 공복 시의 혈당수치는 얼마인가?

70-105 mg/dL (약간씩의 범위가 틀림)

9. 혈당의 신역치는 얼마인가?

160-180 mg/dL (*혈당치가 높아도 신역치를 넘지 않으면 소변으로 배설되지 않는다)

10. 과거 8-12주 전의 평균 혈당치를 예측하는데 사용되는 검사는?

당화헤모글로빈 검사 (헤모글로빈 A1c)

11. 당화 알부민으로서 과거 2-3주 전의 평균 혈당치는 반영하는 검사는?

Fructosamine

12. 혈당 측정의 표준법은 무엇인가?

헥소키네이스 법 HK method (Hexokinase)

13. 해당과정 중의 사용되는 효소인 enolase를 억제하는 작용이 있어서 혈당 측정 시 사용하는 항응고제는?

NaF (플루오린화나트륨)-Mg^{2+}와 결합하여 Mg^{2+} 의존성인 enolase 작용을 억제한다.

14. 뇌척수액 (CSF)의 포도당의 농도는?

혈청 포도당 농도의 약 60~70%

15. 고혈당 상태가 계속 지속되면, 우선 glucose가 단백질과 결합하여 불안전형의 당결합 단백질 (알디마인,Aldimine)이 만들어지고 최종적으로 〈　　　〉 전위 (혹은 배치)가 일어나 안정화된 당화단백질 (ketoamine)이 생성된다. 〈　〉 속에 알맞은 용어는?

아마도리 (Amadori) rearrangement

16. HbA1c(당화혈색소)의 정상치는 얼마인가?

4~6%

17. 당뇨병에서 나타내는 대사 변화는 어떤 것이 있는가?

케톤체 (아세토아세트산과 β-하이드록시부티르산)의 증가로 혈액이 산증 (acidosis)로 됨. 이것을 당뇨병성 케톤산증 (diabetic ketoacidosis, DKA)이라 한다. 혈액의 산-염기 상태는 대사성 산증 (metabolic acidosis)에 해당된다.

18. 1형 당뇨병의 특징은?

자가면역 질환으로 β-세포파괴, 인슐린 결핍, 인슐린 의존성, 주로 소아에게서 일어남

19. 2형 당뇨병의 특징은?

주로 성인에게서 발생, 비인슐린 의존성, 인슐린 저항성, 서양에서는 비만과 더불어 발생함

20. HbA1c를 측정하는 국제표준방법은?

HPLC

21. 혈당은 정맥혈보다 동맥혈이 더 높은 값을 나타내는데 그 이유는 무엇인가?

젖산, 피루브산, CO_2, H^+는 대사산물로 정맥혈이 높고 포도당은 세포로 공급되는 에너지의 연료이기 때문에 동맥혈에서 더 높다. (*참고로 귓불 혈액은 모세혈관이므로 동맥혈이다)

22. 채혈 후 실온에 방치하였을 경우에 혈당값의 변화는?

해당이 진행되었기 때문에 (해당과정은 포도당을 사용하는 과정) 혈당치는 1시간에 5~7%씩 감소한다.

23. 포도당 측정시 GOD법에서 β-glucose는 GOD (glucose oxidase)에 의해서 생성되는 물질은 무엇인가?

Gluconic acid와 H_2O_2

24. Mutarotase (변선광 효소)의 작용은?

α-glucose를 β-glucose로 전환시킨다.

25. 탄수화물의 대사성 기능을 평가할 수 있는 것은?

포도당내성 시험

26. 현재시점에서 2주 내의 혈당조절 지표로 사용되는 것은?

1,5-AG (1,5-Anhydroglucitol). 글루코스와 1,5-AG는 요세관에서 경쟁적으로 재흡수된다. 당뇨병에서 소변의 glucose가 상승하면 1,5-AG의 재흡수가 감소하여 소변으로 많이 배설되며, 이로 인해 혈액의 1,5-AG 농도는 저하된다.

27. HbA1c를 측정할 때 사용되는 검체는?

전혈 (whole blood)

28. 포도당을 간, 근육 등에 저장할 때 어떠한 형태로 저장을 하는가?

글리코겐 (Glycogen)

29. GOD법으로 혈당을 측정할 때 위음성을 일으키는 것은?

Ascorbic acid

30. 포도당의 분자량은? (C=12, H=1, O=16)

180

31. NADPH가 생성되는 혈당측정법은?

Hexokinase 법

32. 혈당 측정 시 표준액 glucose는 주로 어떤 용액에 녹이는가?

분해 방지용으로 benzoic acid(벤조산)을 사용

[객관식]

1. 다음 중 단당류는?

① Glycogen ② Starch ③ Sucrose ④ Fructose ⑤ Lactose

2. 포도당 산화효소 (GOD)법으로 혈당을 측정할 때 α-glucose를 β-glucose로 전환시키는 효소는?

① Oxidase ② Mutarotase
③ Catalase ④ Peroxidase
⑤ Glucose oxidase

3. 포도당과 GOD가 반응하면 H_2O_2와 무엇이 생성되는가?

① 글루코사민 ② 글루쿠론산
③ 글루콘산 (Gluconic acid) ④ 글루카르산
⑤ Maltose

4. 혈당 측정의 기준법 (reference method)은?

① GOD법 ② GOD-POD법
③ Hexokinase (HK) 법 ④ GOD-과산화수소 전극법
⑤ Glucose dehydrogenase 법

5. 정상 성인의 공복혈당치는?

① 20-50 mg/dL ② 74-100 mg/dL ③ 126-140 mg/dL
④ < 50 mg/dL ⑤ > 200 mg/dL

6. 8-12주 (2-3개월)전의 평균 혈당치를 반영하는 검사는?

① 경구 당부하시험 ② 혈당 ③ 요당
④ HbA1c ⑤ Fructosamine

A 1. ④ 2. ② 3. ③ 4. ④ 5. ② 6. ④

7. 혈당 측정용 진공관에 포함되어 있는 성분은?

① SST gel ② EDTA ③ Heparin
④ 시트르산염 ⑤ 플루오린화나트륨 (NaF)

8. 포도당의 분자량은? (단, C=12, H=1, O=16)

① 45 ② 90 ③ 180 ④ 270 ⑤ 380

9. 생성되는 물질이 NADPH (또는 NADH)이고 이것을 340 nm에서 측정하는 방법은?

① GOD법 ② GOD-POD법
③ Hexokinase (HK) 법 ④ GOD-과산화수소 전극법
⑤ Glucose dehydrogenase 법

10. Glucose + Fructose = ( )괄호안에 들어갈 이당류는?

① Sucrose ② Maltose ③ Lactose
④ Starch ⑤ Glycogen

11. 다음 중 비환원당 (즉, 구리(II)나 철(III)을 환원시키지 못함)은?

① Sucrose ② Fructose ③ Lactose
④ Maltose ⑤ Glucose

12. HbA1c의 측정법은?

① Ultracentrifugation ② 헤파린 - $MgCl_2$법 ③ 헤파린 - $MgCl_2$법
④ HPLC법 ⑤ AAS

13. 혈당을 낮추는 호르몬은?

① 글루카곤 ② 성장 호르몬 ③ 인슐린
④ 코르티솔 ⑤ 에피네프린

Ⓐ 7. ⑤ 8. ③ 9. ③ 10. ① 11. ① 12. ④ 13. ③

14. Type I 당뇨병에 대한 설명 중 옳지 않은 것은?

① 췌장의 β-세포가 파괴되어 인슐린의 분비가 거의 없다.
② 자가면역질환과 관계있다.
③ 당뇨병성 산증 (Ketoacidosis)이 일반적
④ 주로 성인에게 점차적으로 발생됨
⑤ 주로 소아에서 갑작스럽게 발생됨

15. Glucose에 대한 신역치의 범위는?

① 50-80 mg/dL ② 90-100 mg/dL ③ 120-150 mg/dL
④ 160-180 mg/dL ⑤ 200-250 mg/dL

16. Type II 당뇨병에 특징은?

① 인슐린 저항성
② 자가면역질환과 관계있다.
③ 당뇨병성 산증 (Ketoacidosis)이 일반적
④ 인슐린 의존성
⑤ 주로 소아에서 갑작스럽게 발생됨

17. 혈당치가 80 mg/dL인 건강한 사람의 뇌척수액의 Glucose의 값은 약 얼마인가?

① 25 mg/dL ② 50 mg/dL ③ 80 mg/dL
④ 100 mg/dL ⑤ 150 mg/dL

18. Glucose나 육탄당이 젖산이나 pyruvate로 전환되는 과정을 무엇이라 하는가?

① Glycogenesis (글리코젠합성) ② Glycogenolysis (글리코젠 분해)
③ Gluconeogenesis (당신생) ④ Glycolysis (해당작용)
⑤ TCA cycle (크렙스 회로)

19. 헤모글로빈 β-chain의 Valine에 Glucose가 결합한 헤모글로빈은?

① S ② C ③ A2 ④ A1c ⑤ A1b

14. ④ 15. ④ 16. ① 17. ② 18. ④ 19. ④

20. 심한 당뇨병에서 나타날 수 있는 혈액의 산-염기 상태는?

① 대사성 산증 ② 대사성 알카리증 ③ 호흡성 산증
④ 호흡성 알카리증 ⑤ 세뇨관성 산증

21. 혈당 측정용 진공채혈관에는 항응고제로 NaF가 들어있는데 여기서 F는 해당과정의 어떤 효소를 억제하는가?

① Hexokinase ② Phosphoglucomutase ③ Enolase
④ Aldolase ⑤ Pyruvate kinase

22. 혈당 측정 시 표준액 glucose는 주로 어떤 용액에 녹이는가?

① Distilled Water ② Benzoic acid ③ Ethanol
④ Methanol ⑤ Boric acid

glucose 분해를 방지)

23. 설명 중 옳지 않은 것은?

① 공복 상태의 전혈 포도당 농도는 혈장보다 10-12% 낮다.
② 공복 시 모세관 혈액의 포도당 농도는 정맥혈보다 2-5mg/dL 높다.
③ 원심분리하지 않고 실온에 방치된 응고 혈액에서는 해당에 의해 혈청 포도당이 1시간에 약 5-7%씩 감소한다.
④ 용혈 혈청은 해당 때문에 포도당이 감소할 수도 있다.
⑤ 포도당의 수치는 식사와 무관하다.

24. 케토스 (Ketose)에 해당되는 것은?

① Fructose ② Galactose ③ Glucose ④ Ribose ⑤ Maltose

25. 췌장에서 인슐린과 거의 동시에 그리고 거의 동일한 양으로 방출하여 이 검사는 신체가 얼마나 많은 인슐린을 만들고 있는지를 보여준다. 여기에서 해당되는 검사는?

① 1,5-AG test ② Fructosamine test ③ 당화헤모글로빈 검사
④ C-peptide test ⑤ OGTT

20. ① 21. ③ 22. ② 23. ⑤ 24. ① 25. ④

26. 당뇨병 진단에 유용한 검사가 아닌 것은?

① 당화헤모글로빈 검사
② OGTT (경구 포도당 내성검사)
③ 당부하 시험
④ 요단백 검사
⑤ 요당 검사

27. 2-3주 동안의 혈당을 반영하는 것은?

① 경구 당부하시험
② 혈당
③ 요당
④ HbA1c
⑤ Fructosamine

28. 혈당조절에 직접 작용하는 것은?

① Insulin
② Growth hormone
③ ACTH
④ Thyroid hormone
⑤ Adrenalin

29. 다음 중 응급검사에 해당하지 않은 항목은?

① Glucose ② Blood gas ③ Sodium ④ Amylase ⑤ 요단백

30. 당신생 (gluconeogenesis)가 일어나는 장기는?

① 혈관 ② 폐 ③ 간 ④ 심장 ⑤ 대장

31. 당뇨병 조절지표로 사용하는 HbA1c 검사에 관한 설명 중 옳지 않은 것은?

① 당과 결합하므로 당화혈색소라 불린다.
② 당뇨병 환자의 과거 2-3개월 전의 평균 혈당치를 반영한다.
③ 검체는 전혈로 사용한다
④ 대부분 HPLC로 측정하고 있지만 요즘에는 간단하게 POCT 장비로도 측정한다.
⑤ 적혈구 내에 존재하여 적혈구 수명이 짧아지거나 유전성 헤모글로빈 이상증에서는 높은 수치를 보인다.

26. ④ 27. ⑤ 28. ① 29. ⑤ 30. ③ 31. ⑤

05 비단백질소 화합물 (Non Protein Nitrogen, NPN)

[단답형]

1. NPN 성분 중에서 가장 많이 차지하고 있는 성분은?

요소 (urea)

2. 단백질 분해, 아미노산의 탈아미노 반응에 의해 생긴 암모니아로부터 간에서 생성되는 것은?

요소

3. 핵산의 퓨린 (purine) 염기인 아데닌과 구아닌의 이화작용으로 인한 산물은 무엇인가?

요산 (uric acid)

4. 고요산혈증 (hyperuricemia)과 관련이 있는 질환은?

통풍 (uric acid)

5. 요산은 uricase에 의해 무엇이 생성되는가?

Allantoin, CO_2, H_2O_2

6. Arginine, Glycine, Methionine으로부터 주로 간에서 합성되어 근육 등으로 운반되고 크레아티닌인산으로 전환되어 고에너지원으로 작용하는 것은?

크레아틴 (creatine)

7. 야페반응 (Jaffe reaction)법으로 측정하는 것은?

크레아티닌 (creatinine)

8. 7번의 반응에서 크레아티닌은 무엇과 반응하여 최종 색깔이 적색~오렌지색이 되는가?

Picrate

9. 요소 측정에 사용되는 요소 분해효소인 유리에이스 (urease)는 무엇에 의해 저해되는가?

NaF (플루오린화나트륨)

10. 크레아티닌은 어떤 물질로부터 생성되는가?

크레아틴

11. 간성혼수 (Hepatic comma)와 관련이 있는 NPN 성분은?

암모니아 (ammonia)

12. NPN (Non Protein Nitrogen)에 포함되어 있는 것은?

요소, 요산, 크레아티닌, 크레아틴, 암모니아

13. 요소가 합성되는 장소는?

간

14. 요산의 생합성 과정에서 요산의 전단계는 무엇인가?

Xanthine (잔틴, 크산틴)

15. NPN 성분 중에서 가장 낮은 농도로 존재하는 것은?

암모니아

16. Creatinine 측정에서 특이적인 반응 (특이성 증가를 위함)을 위하여 첨가하는 시약은? (현재는 사용하지 않음)

Llody 시약 or 산성백토 (Fuller's earth)
(*Creatinine만 흡수시킴으로써 Jaffé 반응을 일으키는 다른 물질을 제거한다)

17. 혈중 암모니아를 측정하기 위해 검체 채혈과정에서 사용되는 적절한 항응고제는?

EDTA-Na

18. 혈중 암모니아를 분석하기 위해 가장 주의할 사항은?

채혈 후 즉시 4℃에 보관하고 30분 이내로 분석한다.

19. Urease/Glutamate dehydrogenase (GLD)에 의한 요소 측정법에서 위양성을 일으킬 수 있는 내인성 물질은 무엇인가?

암모니아

20. 사구체여과율 (Glomerular Filtration Rate, GFR-1분동안 여과된 혈장량)을 구하기 위해 측정하는 성분은?

크레아티닌
(*사구체(토리)에서 여과되면 세뇨관에서 흡수되지 않고 소변으로 배출되기 때문에 혈장과 소변 중의 크레아티닌을 측정하고 1분동안 형성된 소변량을 구하면 1분동안 혈장이 몇 mL 여과되었는지 구할 수 있다)

[객관식]

1. 혈청에 있는 비단백질 질소화합물 중 가장 많은 성분은?

① 요산 ② 크레아티닌 ③ 암모니아 ④ 요소 ⑤ 아미노산

2. 혈청에 있는 비단백질 질소화합물 중 가장 적은 성분은?

① 요산 ② 크레아티닌 ③ 암모니아 ④ 요소 ⑤ 아미노산

3. 유리에이스(urease)와 글루탐산 탈수소 효소(glutamate dehydrogenase, GLDH)를 사용하여 요소 질소를 측정할 때 위양성을 일으킬 수 있는 내재성 물질은?

① 암모니아 ② 크레아티닌 ③ 크레아틴 ④ 요산 ⑤ 포도당

4. 간 실질 장애에서 간성 혼수가 일어나는 것은 혈액에 어떤 물질이 증가했기 때문인가?

① 요소 ② 암모니아 ③ 크레아티닌 ④ 크레아틴 ⑤ 요산

5. 채혈 후 혈액검체를 바로 얼음에 놓고 아미노산의 탈아미노 반응을 억제하기 위해 가능한 빨리 원심분리를 해야하는 항목은?

① 콜레스테롤 ② 암모니아 ③ 요소 ④ 알부민 ⑤ TG

6. 크레아티닌은 어떤 전구체 물질로부터 형성되는가?

① 뉴클레오사이드 ② 요소 ③ 요산
④ 오르니틴 ⑤ 크레아틴

7. 크레아티닌과 피크르산이 알칼리에서 반응하여 적색-오렌지색 복합체를 형성하는 반응이다. 이 반응은 무엇인가?

① 뷰렛반응 ② Jaffe's reaction
③ 침전반응 ④ 효소법
⑤ 크레아티닌 클리어런스 검사법

A 1. ④ 2. ③ 3. ① 4. ② 5. ② 6. ⑤ 7. ②

8. 크레아티닌 클리어런스 검사의 단위는?

① mL/min　② mL/hour　③ L/second
④ L/min　⑤ mL/second

9. 퓨린 염기인 아데닌과 구아닌의 최종 대사산물은?

① 요소　② 요산　③ 알란토인　④ 암모니아　⑤ 크레아틴

10. 요산 측정시 다음 반응식에서 ( )에 들어가는 물질은?

$$\text{Uric acid} + O_2 + 2H_2O \xrightarrow{\text{Uricase}} (\quad) + CO_2 + H_2O_2$$

① 크레아틴　② 암모니아　③ 요소
④ Allantoin　⑤ 사르코신 (sarcosine)

11. 통풍 (gout)과 관련된 비단백질소는?

① 요소　② 요산　③ 암모니아　④ 크레아티닌　⑤ 크레아틴

12. 혈액의 요소 질소가 감소하는 상태는?

① 조직 단백질 붕괴 증가　② 만성 콩팥 기능 상실　③ 요로 폐쇄
④ 신우신염　⑤ 간경화증

13. 사구체(토리)여과율을 구하기 위해 측정하는 성분은?

① 요소　② 요산　③ 크레아틴　④ 크레아티닌　⑤ 아미노산

14. 24시간 소변이 제대로 채취되었는지를 추정 (소변으로의 배설이 일정함)하기 위해 측정되는 물질은?

① 요소　② 요산　③ 크레아틴　④ 크레아티닌　⑤ 아미노산

④ 8. ①　9. ②　10. ④　11. ②　12. ⑤　13. ④　14. ④

15. 요소 측정에 사용되는 Uricase는 무엇에 의해 저해되는가?

① 헤파린나트륨 ② 플루오린화나트륨 ③ 옥살산나트륨
④ EDTA ⑤ 시트르산나트륨

16. 환자가 심각한 혼수상태에 빠졌는데 의사는 간 손상으로 인한 것으로 판단하고 어떤 검사를 실시하였는가?

① 암모니아 ② ALT ③ ALP ④ GGT ⑤ 요산

17. 혈청 시료를 야페반응으로 측정했는데 그 측정값이 상승하였다. 예측할 수 있는 질병은?

① 저체온증 ② 콩팥기능장애 ③ 임신
④ 심근경색 ⑤ 당뇨

18. 질소의 주요 배설형태는?

① 아미노산 ② 크레아티닌 ③ 크레아틴 ④ 요소 ⑤ 요산

19. 알카리 하에서 Picric acid와 반응하여 황적색을 형성하는 야페반응 (Jaffe)으로 측정하는 것은?

① 크레아티닌 ② 크레아틴 ③ 요산 ④ 아미노산 ⑤ 암모니아

20. 크레아티닌 정량시 Lloyd's 시약 (aluminium silicate-크레아티닌 흡착제)을 첨가하는 목적은?

① 발색 증강 ② 발색 안정 ③ 특이성 증가 ④ 특이도 감소 ⑤ 혼탁 방지

21. Urease (요소 가수분해효소)는 요소를 분해하여 무엇을 생성하는가?

① 크레아티닌 ② 크레아틴 ③ 요산 ④ 아미노산 ⑤ 암모니아

22. 요산과 phosphotungstic acid가 반응하여 생성되는 물질은?

① 알란토인 (Allantoin) ② 탄산암모늄 ③ 암모니아
④ 요소 ⑤ 포름알데히드

15. ② 16. ① 17. ② 18. ④ 19. ① 20. ③ 21. ⑤ 22. ①

23. Jaffe 반응으로 creatinine을 측정할 때 사용되는 발색시약은?

① Alkaline picrate ② Lloyd 시약 ③ Biuret 시약
④ NaOH ⑤ Phenol

24. NPN 성분이 아닌 것은?

① BUN ② Uric acid ③ Creatine ④ Ammonia ⑤ Pyruvate

25. NPN이란 무엇인가?

① 질산성분이다.
② 단백질을 제외한 질소이다.
③ 단백질을 포함한 질소의 총칭이다.
④ 단백질과 질소를 제외한 화합물이다.
⑤ 단백질을 제외한 질소화합물이다.

26. BUN 측정법으로 적합한 것은?

① BCG법 ② Folin-Wu법 ③ Malloy-Evelyn법
④ O-Toluidin법 ⑤ Urease-Indophenol법

BCG-albumin 색소결합법, Folin-Wu-혈당측정법, Malloy-Evelyn법-Bilirubin 측정, O-toluidin법-혈당측정

27. Urea는 urease의 작용에 의해 무엇이 되나?

① Citrullin과 arginine
② Ammonia와 bicarbonate
③ Ammonium과 bicarbonate
④ Ammonia와 carbonic acid
⑤ Ammonium과 carbonic acid

28. 근육질환과 관계가 깊은 검사항목은?

① 요산 ② 요소질소 ③ 암모니아 ④ 크레아틴 ⑤ 크레아티닌

29. Jaffe 반응으로 creatinine 측정 시 발색시약은?

① Sod. nitroprusside ② Alkaline picrate ③ Lloyd 시약
④ Oxime 시약 ⑤ Phenol 시약

23. ② 24. ⑤ 25. ② 26. ⑤ 27. ④ 28. ④ 29. ②

30. 다음 중 phosphotungstic acid와 반응하여 청색을 나타내는 것은?

① Bilirubin ② Cholesterol ③ Uric acid
④ Creatinine ⑤ Glucose

31. 다음 연결이 틀린 것은?

① 통풍-혈청 uric acid 증가
② 간경변-혈청 albumin 상승
③ 신부전-혈청 creatinine 상승
④ 용혈성빈혈-혈청 indirect bilirubin 상승
⑤ 진행성 근디스트로피(muscle dystrophy)-혈청 creatine 상승

감소됨

30. ③ 31. ②

06 효소 (Enzymes)

[단답형]

1. 효소의 반응에서 K_m이 의미하는 것은?

K_m은 Michaelis-Menten 정수로서 효소와 기질의 친화성을 나타내는 지표
1/2 V_{max}일때의 기질의 농도 값 (*K_m 값이 작을수록 친화성은 높다.)

2. 효소 저해제의 종류에서 경쟁적 저해일 경우 K_m과 V_{max}의 값은?

K_m은 상승, V_{max}는 변함없음

3. 효소 저해제의 종류에서 비경쟁적 저해일 경우 K_m과 V_{max}의 값은?

K_m은 변함없음, V_{max}는 감소

4. 효소의 1단위 (U/L)을 정의 한다면?

일정한 온도 (최적조건)에서 시료 1 L 중에서 1분동안 기질 1 μmol을 생성물로 변화시킬 수 있는 효소의 양

5. 효소의 분류 중에서 EC2인 전이효소의 예는 무엇이 있는가?

GGT, AST, ALT, CK, HK

6. 효소의 분류 중에서 EC1인 효소의 명칭은 무엇이고 예는?

산화환원 효소 (oxidoreductase), LD (lactate dehydrogenase)

7. AST나 ALT 활성을 측정 할 시 사용되는 조효소는?

Pyridoxal-5'-phosphate (PALP (pyridodal phosphate-Vitamin B_6 유도체)
피리독살 인산

8. Michaelis-Menten equation은?

$$V = \frac{V_{max}[S]}{K_m+[S]}$$

9. Lineweaver-Burk plot은?

$$\frac{1}{V} = \frac{K_m}{V_{max}[S]} + \frac{1}{V_{max}}$$

10. CK(creatine kinase) 반응 시 필요한 활성인자는?

Mg^{2+}

11. CK의 동종효소에는 어떤 종류가 있고 그 효소들이 주로 분포되는 곳은 어디인가?

CK-BB (주로 뇌), CK-MM (골격근), CK-MB (주로 심근)

12. AST와 ALT의 임상적 의의 (무엇을 측정)는 무엇인가?

AST는 급성 심근경색, 바이러스성 간염, 간경화증
ALT는 간질환

13. 뼈질환과 관계가 깊고 소아기 때 성인보다 더 높은 수치를 갖는 효소는?

ALP (Alkaline phosphatase)

14. 심근경색 진단을 위한 표지자 (단백질 및 효소 중심)에는 무엇이 있는가?

마이오글로빈, 심장 트로포닌 (cardiac troponin, cTn)-cTnI, cTnT, CK, CK-MB 등

15. 유기인 제제의 농약이나 간경화 등에서 활성이 감소하는 효소는?

PseudoCholinesterase (SChE)

16. 해당과정에서 최종 단계에서 작용하는 산화환원 효소는?

LD (lactate dehydrogenase)

17. 젖산 → 피루브산 과정에서 LD가 작용할 때의 pH와 사용하는 조효소는?

pH 9.5, NAD or NADH

18. LD의 동종효소 중에서 전기영동시 (+)으로 가장 빨리 이동하는 것은?

LD_1

19. LD의 동종효소 중에서 특히, 냉장온도에서 활성이 빨리 상실하므로 바로 분석을 할 수 없을 때는 실온에 보관하는 것은?

LD_4와 LD_5

20. LD의 동종효소 중에서 바이러스성 간염, 간경화 그리고 폐쇄성 황달일 경우 특히 어떤 것이 증가하는가?

LD_5

21. LD_1과 LD_2가 특히 많이 상승하였다면 예측할 수 있는 질환은?

심근경색

22. Amylase가 포함하고 있는 금속이온은? 그리고 활성화 물질은 무엇인가?

Ca^{2+}, 1가 음이온 특히 Cl^-

23. Amylase의 임상적 의의는?

급성 췌장염

24. 간담도계 질환 (특히, 알코성 간 질환, 담즙울체를 일으키는 질환, 담즙성 간경화, 약물성 간 장애), 간암 등에서 상승하는 효소는?

Gamma Glutamyltransferase (γ-GGT)

25. 전립선암에서 상승하는 효소는?

ACP (Acid Phosphatase)

26. 5'-NT (nucleotidase)의 임상적 의의는?

간질환

27. 근육 및 간 질환에 관련이 있고 Zn^{2+}를 포함하고 있는 효소는?

ALP (aldolase)

28. 급성 췌장염, 만성 췌장염 등의 췌장 질환에서 상승하고 중성지방을 가수분해하여 MG (monoglyceride), Glycerol, fatty acid를 생성하는 효소는?

Lipase

29. LD의 동종효소 중에서 악성 빈혈이나 급성 심근경색에서 많이 증가하는 것은?

LD_1

30. 급성 심근경색에서 증가하는 것은 AST, CK, LD가 있는데 빨리 증가하는 순서는?

CK > AST > LD

31. 간 기능을 평가하기 위해 측정하는 효소는?

ALT, AST, GGT, ALP, 5'-NT,

32. AST와 ALT 측정시 사용되는 기질은 각각 무엇인가?

AST: Aspartate, ALT: Alanine

33. 젖산 + NAD^+ $\xrightarrow{\text{LD, pH9.5}}$ (　　) + NADH + H^+ (　)에 들어갈 것은?

피루브산 (Pyruvate, pyruvic acid)

34. 녹말을 분해하여 당을 생성시키는 효소는?

Amylase

35. 기질로서 ATP를 필요로 하는 효소는?

CK

36. 효소에 대한 각각의 기질은 무엇인가? (Amylase, AST, Lipase, LD, Cholinesterase)

Amylase-녹말 (starch), AST-Aspartic acid, Lipase-olive oil, LD-pyruvate
Cholinesterase-acetylcholine

37. CK 효소 분석에서 혈청의 내인성 저해제인 Ca^{2+}을 제거하는 시약성분은?

EDTA

38. Amylase 분석에서 오염으로 증가할 수 있는 것은?

타액

39. 전립샘 ACP 저해제는 무엇인가?

주석산

40. LD 동종효소에서 가장 높은 농도의 분획은 무엇인가?

LD_2

41. AST, ALT 분석법에서 reference method는?

Karmen method

[객관식]

1. 그림의 효소반응에서 미카엘리스-멘텐 정수 (K_m)의 값을 구하면?

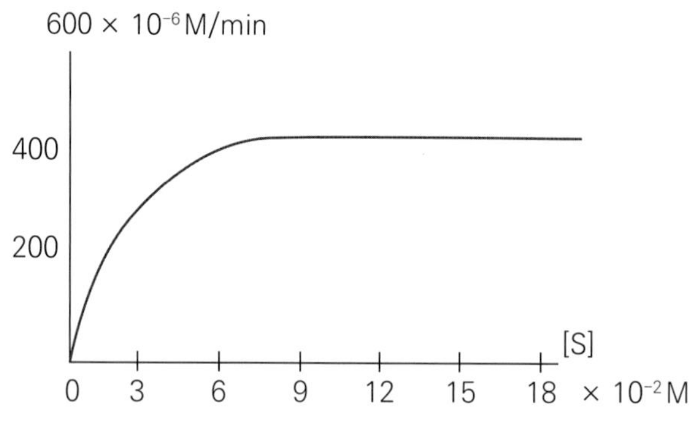

① 1×10^{-2}　② 2×10^{-2}　③ 6×10^{-2}　④ 12×10^{-2}　⑤ 13×10^{-2}

2. 효소반응에서 경쟁적저해가 있을 때의 변화는?

① K_m 증가, V_{max} 증가
② K_m 감소, V_{max} 감소
③ K_m 감소, V_{max} 증가
④ K_m 증가, V_{max} 변화없음
⑤ K_m 변화없음, V_{max} 증가

3. 효소반응에서 비경쟁적저해가 있을 때의 변화는?

① K_m 증가, V_{max} 증가
② K_m 변화없음, V_{max} 감소
③ K_m 감소, V_{max} 증가
④ K_m 증가, V_{max} 변화없음
⑤ K_m 변화없음, V_{max} 증가

4. 유기인 제재의 농약 노출 시에나 간경화 등에서 활성이 감소하는 효소는?

① AST　② CK　③ LD　④ ALT　⑤ SChe

5. 격렬한 운동을 했을 때 가장 많이 증가하는 것은?

① ALP　② ACP　③ SChE　④ ALT　⑤ CK

A 1. ②　2. ④　3. ②　4. ⑤　5. ⑤

6. 전립선암을 진단하기 위해 측정하는 효소는?

① ALP ② Amylase ③ Lipase
④ Acid phosphatase ⑤ ALT

7. 분자 내에 칼슘을 함유하고 있으며, Cl^-에 의해 활성화되는 효소는?

① ALP ② Amylase ③ Lipase
④ Acid phosphatase ⑤ ALT

8. Amylase의 기질은?

① 비타민 C ② 녹말 (starch) ③ 아밀로펙틴
④ 펙틴 ⑤ 콜레스테롤

9. 급성 췌장염에서 유의하게 증가하는 효소 두 가지는?

① amylase와 ALP ② lipase와 ACP ③ ALP와 ACP
④ amylase와 lipase ⑤ AST와 ALT

10. 간 기능을 평가하는 효소에 포함하지 않은 것은?

① CK ② ALP ③ ALT ④ GGT ⑤ AST

11. 급성 심근경색에서 증가하는 AST, CK, LD 중 빨리 증가하는 순서대로 바르게 나열한 것은?

① AST > LD > CK ② CK > LD > AST ③ CK > AST > LD
④ LD > CK > AST ⑤ LD > AST > CK

12. 급성 심근경색을 진단하는 데 유용한 검사만을 열거한 것은?

① AST, LD, CK-MB ② LD, CK-MB, 트로포닌
③ CK-MB, 트로포닌, 마이오글로빈 ④ LD, 트로포닌, 마이오글로빈
⑤ ALT, AST, 총 CK

6. ④ 7. ② 8. ② 9. ④ 10. ① 11. ③ 12. ③

13. 양극으로 가장 빨리 이동하는 LD_1이 증가하는 상태는?

① 바이러스성 간염 ② 악성 빈혈 ③ 근육주사
④ 뼈대근육 손상 ⑤ 폐색전증

14. LD는 신체의 거의 모든 조직에 분포하기 때문에 총 LD 활성을 측정하는 것보다 LD 동종효소를 측정하는 것이 더 유용하다. LD_4 및 LD_5의 증가와 관련이 있는 질환은?

① 급성 간 질환 ② 급성 심근경색 ③ 폐경색
④ 췌장염 ⑤ 뼈 질환

15. AST와 ALT의 조효소는?

① 아스코르브산 ② NADH ③ NADPH
④ 피리독살인산 (PALP)-비타민 B_6 유도체 ⑤ 비타민 B_{12}

16. 효소 분류에서 LD는 어느 것에 속하는가?

① 연결 효소 ② 전이 효소 ③ 이성질화 효소
④ 가수 분해 효소 ⑤ 산화 환원 효소

17. 전이 효소는?

① LD ② ACP ③ CK ④ ALP ⑤ ChE

18. 간질환에서 감소하는 것은?

① ALP ② ALT ③ AST ④ GGT ⑤ ChE

19. 심근경색에서 가장 빨리 상승하는 것은?

① CK-MB ② LD ③ ALP ④ ALT ⑤ AST

A 13. ② 14. ① 15. ④ 16. ⑤ 17. ③ 18. ⑤ 19. ①

20. LD_5가 상승하는 상태는?

① 폐암 ② 악성빈혈 ③ 급성간염
④ 악성 림프종 ⑤ 급성 심근경색

21. 냉장온도에 민감해서 실온에 보관해야 하는 것은?

① LD_4, LD_5 ② AST, ALT ③ Amlyase, lipase
④ CK_1, CK_2 ⑤ ACP, ALP

22. 미카엘리스 정수 (K_m)은?

① 1/2 V_{max}에 대한 기질의 농도이다. ② 2 V_{max}에 대한 기질의 농도이다.
③ 1/2 V_{max}에 대한 효소의 농도이다. ④ 2 V_{max}에 대한 기질의 농도이다.
⑤ 1/4 V_{max}에 대한 기질의 농도이다.

23. 미카엘리스 정수 (K_m)의 단위는?

① mg/dL ② mmol/L ③ mmol/mL ④ g/L ⑤ mg/L

24. 만성 알코올 중독자에서 증가하는 효소는?

① ACP ② GGT ③ ChE ④ Amylase ⑤ Lipase

25. 뼈대근육, 심장, 뇌에 주로 존재하는 효소로 근육 퇴행위축(dystrophy)에서 매우 증가하고, 심근경색 초기에 증가하는 것은?

① ACP ② GGT ③ ChE ④ Amylase ⑤ CK

26. 대부분의 조직에 존재하며, 전기영동을 하면 5개의 분획으로 분리되는 것은?

① CK ② LD ③ ChE ④ Amylase ⑤ Lipase

27. LD_1이 위양성을 나타내는 경우는?

① 검체 용혈 ② 간질환 ③ 심근경색 ④ 당뇨병 ⑤ 약물중독

20. ③ 21. ① 22. ① 23. ② 24. ② 25. ⑤ 26. ② 27. ①

28. 혈청 LD가 증가하여서 전기영동을 했더니 LD_1과 LD_2가 상승하였다. 어떤 원인인가?

① 신증후군 ② 악성 빈혈 ③ 췌장염 ④ 간암 ⑤ 당뇨병

29. CK 전기영동에서 CK-MM과 CK-MB가 상승했다면 가장 관련있는 질환은?

① 뇌종양 ② 근육 dystrophy ③ 심근경색
④ 바이러스성 간염 ⑤ 알코올성 간염

30. AST와 ALT는 다음 어느 질환에서 상승하는가?

① 근육 퇴행위축 ② 바이러스성 간염 ③ 당뇨병
④ 감염성 단핵구증 ⑤ 다발성 골수종

31. ALP에 함유되어 있는 금속은?

① Fe ② Zn ③ Ca ④ Cu ⑤ Mn

32. 타르타르산 (주석산)에 의해 저해를 받는 ACP는 어디서 유래하는가?

① 전립샘 ② 갑상샘 ③ 간 ④ 지라 ⑤ 심장

33. 기질로서 ATP를 필요로 하는 효소는?

① Amylase ② Lipase ③ LD
④ Acid Phosphatase ⑤ Creatine kinase

34. 연결이 <u>틀린</u> 것은?

① LD_1: 심근경색 ② AST: B형 간염
③ CK-MB: 심근경색 ④ Amylase (AMS): 급성 췌장염
⑤ LD_5: 콩팥 질환

35. 미카엘리스 멘텐식에 사용되지 <u>않은</u> 항목은?

① K_m ② V_{max} ③ [S] ④ V ⑤ [E]

28. ② 29. ③ 30. ② 31. ② 32. ① 33. ⑤ 34. ⑤ 35. ⑤

36. NAD를 조효소로 사용하는 효소는?

① Amylase ② Lactate Dehydrogenase
③ Lipase ④ ACP ⑤ ALT

37. 효소의 활성제의 연결이 잘못된 것은?

① AST-PALP ② ALP-Mg ③ CK-Mg
④ Amylase-Cl ⑤ 전립샘 유래 ACP-타르타르산

38. 질병진단에 활용되는 효소와 질병의 연결이 옳은 것은?

① 신장염-AST ② 급성췌장염-Amylase ③ 전립선암-ALP
④ 간염-Lipase ⑤ 심장질환-ALT

39. 효소의 국제단위(IU)는?

① 단위시간에 분해하는 기질 mg수로 표시
② 단위 검체 내 함유한 효소의 양으로 표시
③ 일정량의 기질을 완전히 분해하는 시간으로 표시
④ 단위시간에 생성된 생성물의 양으로 표시
⑤ 시료 1L중에서 1분동안 기질 1 μmol을 생성물로 변화시킬수 있는 효소의 양

40. 효소반응에 영향을 미치는 것은?

① 시간, 활성제, 습도 ② pH, 저해제, 분석기기
③ 습도, 시간, 온도, pH ④ 시간, pH, 온도, 기질의 농도
⑤ 습도, 시간, 효소농도

41. 효소와 기질의 연결이 잘못된 것은?

① Lipase-olive oil ② Amylase-starch
③ LD-phenylphosphate ④ Cholinesterase-aceylcholine
⑤ AST-aspartic acid

각 효소의 기질성분은 LD는 pyruvate, Lipase는 olive oil, AST는 aspartic acid, ALT는 alanine, amylase는 starch, Cholinesterase는 acetylcholine 등이다.

36. ② 37. ⑤ 38. ② 39. ⑤ 40. ④ 41. ③

01 Summary
02 단원별 문제
03 실전 모의고사

42. Isoenzyme이 3가지인 효소는?

① LD ② CK ③ ACP ④ Amylase ⑤ Lipase

43. 효소활성도 검사법에서 기질농도를 결정하는 요인은?

① pH
② 생성물의 농도
③ K_m 값
④ 온도
⑤ 효소의 농도

44. 연결이 잘못된 것은?

① 심근경색 - ALT
② 췌장염 - Amylase
③ 간염 - AST, ALT
④ 전립선암 - ACP
⑤ 폐쇄성 황달 - ALP

45. Amylase, Lipase, ACP 등은 어느 분류에 속하는 효소인가?

① 산화환원효소
② 전이효소
③ 이성화효소
④ 가수분해효소
⑤ 결합효소

46. AST 측정 시 사용되는 기질은?

① 알라닌
② 아르지닌
③ 아이소류신
④ 아스파라긴
⑤ 아스파르트산

47. 심근경색 진단에 가장 민감한 지표가 되는 동종효소는?

① CK_1 ② CK_2 ③ CK_3 ④ LD_3 ⑤ LD_5

48. 혈청효소에 대한 설명 중 옳은 것은?

① ALP는 소아가 성인보다 낮다.
② ACP는 전립선암에서 감소한다.
③ LD는 백혈병에서 현저히 증가한다.
④ ChE는 간세포 장애에서 증가한다.
⑤ AMS는 췌장염에서 감소한다.

A 42. ② 43. ③ 44. ① 45. ④ 46. ⑤ 47. ② 48. ③

49. LD 동종효소에 대한 설명으로 옳은 것은?

① 간에서 LD_1이 가장 많다.
② 심근에는 LD_5가 가장 많다.
③ 혈청에는 LD_2가 가장 많다.
④ 4℃에서 LD_1이 가장 불안정하다.
⑤ 전기영동시 양극(+)으로 가장 빨리 이동하는 것은 LD_5이다.

50. 아밀레이스(AMS) 정량시 녹말 완충액에 함유되어 있는 염소이온 (Cl^-)의 역할은?

① AMS의 활성화
② 발색안정
③ pH 안정
④ 기질 침전 방지
⑤ 경쟁 효소 저해

51. Ca를 함유한 효소는?

① AMS
② ALP
③ ACP
④ ChE
⑤ AST

52. LD 분석에서 NADH와 함께 사용되는 기질은?

① 젖산
② 피루브산
③ 말산
④ 옥살아세트산
⑤ 아스파르트산

53. AST를 측정할 때 필요하지 않은 것은?

① Aspartic acid
② α-ketoglutaric acid
③ 2,4-DNPH (dinitrophenyl hydrazine)
④ Alanine
⑤ NaOH

54. 폐쇄황달이 의심되는 환자의 소변에서 빌리루빈이 높게 나타났다. 진단에 도움이 되는 혈청효소 검사항목은?

① Lipase
② Amylase
③ CK
④ Acid phosphatase (ACP)
⑤ Alkaline phosphatase (ALP)

A 49. ③ 50. ① 51. ① 52. ② 53. ④ 54. ⑤

55. 조효소인 NADH가 최대흡수를 보이는 파장은?

① 260nm ② 280nm ③ 300nm ④ 340nm ⑤ 380nm

56. 다음 반응에서 NADPH가 생성되는 혈당측정법은?

① Glucose oxidase법 ② Hexokinase법 ③ Glucose peroxidase법
④ Folin-Wu법 ⑤ Toluidine법

57. 환원형 NAD (NADH)가 필요한 반응은?

① Lactic acid → Pyruvic acid
② Pyruvic acid → Lactic acid
③ Creatine → Creatine phosphate
④ Glucose → Glucose-6-phosphate
⑤ Creatine phosphate → glucose

Lactic acid + NAD → Pyruvic acid+NADH
Pyruvic acid+NADH → Lactic acid+NAD
Creatine+ATP → Creatine phosphate+ADP
Glucose+ATP → Glucose-6-phosphate+ADP
Creatine phosphate+ADP → glucose+ATP)

58. 효소의 초속도 측정법에서 많이 이용하는 조효소는?

① NADH ② FAD ③ ATP ④ ADP ⑤ AMP

59. Vitamin B_6의 유도체 (pyridoxal phosphate)를 보조효소로 하는 것은?

① LD ② Amylase ③ Lipase ④ AST ⑤ ALP

효소단백질에 결합된 유기화합물을 보조효소라고 하는데 LD의 보조효소는 NAD or NADH이고 비타민 B6의 유도체인 pyridoxal phosphate는 AST와 ALT의 보조효소이다.

60. 효소의 반응조건이 아닌 것은?

① 시간 ② 온도 ③ pH ④ 발색시약 ⑤ 기질의 농도

A 55. ④ 56. ② 57. ② 58. ① 59. ④ 60. ④

61. 효소의 기질농도를 결정하는 요인은?

① pH ② 온도 ③ 이온농도 ④ K_m값 ⑤ 효소의 활성도

62. 기질을 분해하여 당을 생성시키는 효소는?

① LD ② ALP ③ Lipase
④ Amylase ⑤ Cholinesterase

63. Amylase를 측정할 때 chloride를 첨가하는 이유는?

① 녹말의 농도를 조절하기 위하여
② Amylase의 활성을 증가하기 위하여
③ Amylase의 결합을 방해하기 위하여
④ Maltose의 생성량을 많게 하기 위하여
⑤ Amylase의 과활성을 약하게 하기 위하여

amylase의 활성제는 음이온인 Cl, Br, I등이 있으며, 양이온 중 Ca은 농도가 높으면 저해제로 된다.

64. Amylase 측정 시 흔하게 가장 큰 오차를 일으키는 경우는?

① Pipette이 타액에 오염 ② 혈청 내 빌리루빈의 농도가 높을 때
③ 혈청 내 alcohol 농도가 높을 때 ④ K의 농도가 낮을때
⑤ Na의 농도가 높을 때

65. Lipase 측정 시 기질성분은?

① Alanine ② Starch ③ Olive oil
④ Maltose ⑤ Phenylphosphate

Alanine은 ALT 측정의 기질, starch는 amylase 측정의 기질, phenylphosphate는 ALP 측정의 기질

66. Lipase를 Tietz법으로 측정할 때 효소반응 후 0.05 N NaOH로 적정하는 물질은?

① Glycerol ② Olive oil ③ Fatty acid
④ TG ⑤ Cholesterol

61. ④ 62. ④ 63. ② 64. ① 65. ③ 66. ③

67. Phosphatase 측정 시 활성제는?

① Mg ② Zn ③ Cl ④ Co ⑤ Na

활성제로 Mg는 인산효소, enolase, phosphokinase,등에, Zn은 alcohol dehydrogenase에 Cl은 amylase에 Co는 peptidase에 사용한다.

68. AST를 측정할 때 표준액의 성분은?

① Pyruvic acid ② Lactic acid ③ Benzoic acid
④ Aspartic acid ⑤ α-ketoglutaric acid

AST 측정법 중 Reitman-Frankel법은 기질액의 성분은 aspartic acid와 α-ketoglutaric acid이다. 표준액의 성분인 pyruvate는 ALT, AST, LD, CK에 사용된다.

69. Pyruvic acid에 LD가 작용하면 무엇이 생성되는가?

① Lactic acid ② Alanine ③ Aspartic acid
④ α-ketoglutaric acid ⑤ Glutamic acid

LD 반응식의 역반응은 pyruvate와 NADH가 반응하면 lactate와 NAD가 생성되는 것이다.

70. ( )에 알맞은 것은?

Lactate + NAD → ( ) + NADH + H+

① Glutamic acid ② Alanine ③ Aspartic acid
④ Pyruvate ⑤ α-ketoglutarate

71. 혈청 Cholinesterase에 대한 설명 중 옳지 않은 것은?

① 저해제로 유기인 살충제가 있다. ② 가수분해효소에 속한다.
③ 간질환의 지표로 사용한다. ④ Acetylcholine을 기질로 이용한다.
⑤ 유기인 살충제에 의해 현저히 상승한다.

67. ① 68. ① 69. ① 70. ④ 71. ⑤

07 전해질 (Electrolytes)

[단답형]

1. 세포외액에서 가장 많은 양이온은?

Na^+

2. 세포내액에서 가장 많은 양이온은?

K^+

3. o-CPC (cresolphthalein complexone)법으로 측정하는 전해질은?

Ca^{2+}

4. 위 3번의 방법에서 Mg^{2+}의 영향을 없애기 위해서 무엇을 사용하는가?

δ-하이드록시퀴놀린 (hydroxyquinoline)

5. 타이탄옐로우 (Titan yellow)법, 자일리딜블루 (Xylydyl blue)법으로 측정하는 것은?

Mg^{2+}

6. 몰리브덴블루법 (Fiske-Subbarow법)으로 측정하는 것은?

무기인(Pi)

7. 발색제로 ferrozine (적색), bathophenanthroline 황산나트륨 (적색, 국제표준법)으로 발색을 사용하여 측정하는 것은?

Fe^{2+}

8. K^+을 측정하는 전극은?

발리노마이신 전극

9. 에디슨병 (*부신 겉질 호르몬-코르티솔 및 알도스테론이 감소하는 질환)에서 혈장의 Na와 K의 변화는 어떤 것인가?

Na^+ = 감소, K^+ = 증가

10. 비색법으로 혈청 Mg^{2+}을 측정할 때 EGTA을 첨가한다. 무엇의 영향을 없애기 위함인가?

Ca^{2+}

11. 체내에서 철이 가장 많이 함유되어 있는 형태는 어떤 것이 있는가?

헤모글로빈 (적혈구 1 mL은 1 mg의 철을 함유)

12. [TIBC가 증가, 혈청 철은 감소, 트랜스페린 포화율과 혈청 페리틴은 감소] 이와 같은 검사 결과가 나왔을 때의 상태는?

철 결핍성 빈혈

13. 세포내의 주된 양이온으로 혈구가 혈청보다 약 20-25배나 더 많기 때문에 미세한 용혈에서도 유의하게 상승하는 전해질은?

칼륨 (K^+)

14. 세룰로플라스민에 결합하는 것은?

구리

15. 체내에서 주로 저장 철의 형태는 어떤것인가?

페리틴 (ferritin)

16. 혈액의 이온 농도가 떨어졌을 때 테타니 (tetany)를 일으키는 것은?

Ca^{2+}

17. 갑상샘 호르몬의 성분은?

아이오딘 (I)

18. 유리모세관막 전극으로 측정하고 유리에 Al_2O_3, B_2O_5가 포함된 전극은?

Na^+

19. 부갑생샘호르몬 (PTH), 1,25$(OH)_2D_3$ 그리고 칼시토닌 (calcitonin) 같은 호르몬은 어떤 전해질을 조절하는가?

Ca^{2+}

20. 일내변동이 크며 아침에 높고 저녁에 낮기 때문에 채혈시간은 이른 아침 공복시간에 해야 한다...이와 관련이 있는 전해질은?

혈청 철

21. 철을 정량할 때 발색시약이 2가철과 반응하므로 3가철은 2가철로 환원시켜야 하는데 ($Fe^{3+} \rightarrow Fe^{2+}$) 이때 사용하는 주요 산화제는?

Ascorbic acid

22. 혈청 칼슘 농도를 측정하였더니 12 mg/dL였다. 이것을 mEq/L로 환산하면? (단, Ca의 분자량은 40)

$$\frac{12 \times 10}{(40/2)} = 6.0\ \text{mEq/L}$$

23. 혈청 철 + [ ] = TIBC에서 [ ]에 들어갈 것은?

UIBC

24. 콩팥 요세관에 작용하여 Na^+의 재흡수를 촉진시켜 혈액 삼투 농도를 증가시키는 호르몬은?

알도스테론

25. 철 3가 이온 (Fe^{3+})을 운반하는 것은?

트랜스페린 (transferrin)

26. 음이온 갭 성분 중에서 가장 큰 성분은?

알부민

27. 세포내액에 가장 많은 양이온이면서 신역치가 없는 것은?

칼륨

28. 세포외액의 주된 음이온이며 할로젠 전극으로 측정되는 전해질은?

염화이온 (Cl^-)

29. 다음 연결을 확인하세요!!

자일리딜블루, 타이탄 옐로우 - 마그네슘
바소큐프로인 - 구리
바소페난트롤린, ferrozine - 철
발리노마이신 - 칼륨
몰리브덴산 - 무기인
σ-CPC - 칼슘

[객관식]

1. 칼슘 (Ca) 대사를 조절하는 기관은?

① 갑상샘 ② 부갑상샘 ③ 부신겉질 ④ 부신속질 ⑤ 이자

2. 혈청 철 측정시 발색시약은?

① 아스코르브산 ② 티오글리콜산 ③ 아황산나트륨
④ 바소페난트롤린 ⑤ 탄산마그네슘

3. 다음 전해질 중에서 바소페난트롤린 (bathophenanthroline)과 반응하는 것은?

① Cl^- ② Fe^{2+} ③ Fe^{3+} ④ Cu^{2+} ⑤ Na^+

4. 다음 검사의 결과로 보여지는 상태는?

〈결과〉 혈청 철: 감소, TIBC: 증가 철 포화율: 감소, 혈청 페리틴: 감소

① 백혈병 ② 간암 ③ 악성빈혈
④ 철결핍성 빈혈 ⑤ 용혈성 빈혈

5. o-CPC법으로 Ca을 측정할 때, Mg의 방해를 막기위한 시약은?

① EDTA ② EGTA ③ 8-하이드록시퀴놀린
④ Ascorbic acid ⑤ 자일리딜블루

6. 분석물질과 시약의 연결이 옳은 것은?

① P-몰리브덴산 ② Ca-바소페난트롤린 ③ Mg-디페닐카바존
④ Cl-타이탄옐로우 ⑤ Fe-자이리딜블루

답 1. ② 2. ④ 3. ② 4. ④ 5. ③ 6. ①

7. 비색법으로 Mg을 측정할 때, Ca의 영향을 없애기 위해 사용하는 시약은?

① EDTA ② EGTA ③ 8-하이드록시퀴놀린
④ Ascorbic acid ⑤ 자일리딜블루

8. 혈청을 육안으로 관찰했을 때 약간만 빨간색이 보여도 값이 크게 상승하는 것은?

① Na^+ ② K^+ ③ Cl^- ④ HCO_3^- ⑤ Ca^{2+}

9. 무기인 측정에 사용되는 시약은?

① σ-CPC ② 칼마가이트 ③ 바소페날트롤린
④ 페로자인 ⑤ 몰리브덴산암모늄

10. 혈청 칼슘을 측정하는 시약은?

① σ-CPC ② 칼마가이트 ③ 바소페날트롤린
④ 페로자인 ⑤ 몰리브덴산암모늄

11. 마그네슘 측정과 관련이 없는 것은?

① 칼마가이트 ② 포마잔 ③ 자일리딜블루
④ 아르제나졸 ⑤ σ-CPC

12. 에디슨병 (Addison's disease)에서 Na과 K의 변화는?

① Na-정상, K-감소 ② Na-감소, K-감소 ③ Na-감소, K-증가
④ Na-증가, K-감소 ⑤ Na-정상, K-정상

13. 체내의 주된 철의 저장 형태는?

① 아포트랜스페린 ② 마이오글로빈 ③ 페리틴
④ 헤모시데린 ⑤ 헤모글로빈

정답 7. ② 8. ② 9. ⑤ 10. ① 11. ⑤ 12. ③ 13. ③

14. 전해질 중 삼투압을 유지시키는데 주된 작용을 하는 양이온은?

① Ca ② Na ③ K ④ Mg ⑤ Fe

15. 총 혈청 오스몰랄 농도에 가장 기여하는 용질은?

① Glucose ② 나트륨 ③ 암모니아 ④ 염화물 ⑤ 요소

16. 환자가 근육 흥분성이 증가하는 테타니 (tetany)를 겪고 있다면 어떤 검사를 해야하는가?

① 칼슘 ② Glucose ③ 요소 ④ CK ⑤ BUN

17. Tetany를 결정하기 위해서 칼슘 이외에 무엇을 측정하는가?

① 인산 ② 나트륨 ③ 콜레스테롤 ④ 비타민 D ⑤ 마그네슘

18. 원발성 부갑상샘 항진증은 혈액에 유리 이온 칼슘의 감소로 인한 자극없이 PTH (부갑상샘 호르몬) 분비가 증가하는 질환인데 PTH가 증가하면 (ⓐ)과 비타민 D가 증가하고 혈액 (ⓑ)이 감소한다. 여기에 괄호에 들어갈 길항작용을 하는 것은?

① ⓐ - 칼슘, ⓑ - 인
② ⓐ - 인, ⓑ - 칼슘
③ ⓐ - 칼슘, ⓑ - 마그네슘
④ ⓐ - 마그네슘, ⓑ - 인
⑤ ⓐ - 칼륨, ⓑ - 나트륨

19. K 측정용 혈청에 약간의 용혈 (hemolysis)이 생겼을 경우 그 다음 조치는?

① 상관없이 그대로 검사한다.
② 다시 채혈하여 검사한다.
③ 오차가 있지만 임상적 의의에는 변함이 없다
④ 결과값이 다소 낮아지므로 결과에 임의적으로 10%를 더해 결과값을 산출한다.
⑤ 결과값이 다소 높아지므로 결과에 임의적으로 10%를 감해서 결과값을 산출한다.

20. 칼슘 측정법 중 가장 정확한 방법은 어떤 것인가?

① 염광광도계 ② 원자흡광광도계 (AAS) ③ 이온선택전극법 (ISE)
④ σ-CPC ⑤ HPLC

④ 14. ② 15. ② 16. ① 17. ⑤ 18. ① 19. ② 20. ②

21. 전해질 중 세포외액에서 가장 주가 되는 양이온과 음이온은?

① 양이온-Sodium, 음이온-Chloride
② 양이온-Potassium, 음이온-Chloride
③ 양이온-Calcium, 음이온-Chloride
④ 양이온-Magnesium, 음이온-Chloride
⑤ 양이온-Iron, 음이온-Chloride

22. Titan yellow법, Xylidyl blue법등으로 측정하는 전해질은?

① Na^+ ② K^+ ③ Cl^- ④ Mg^{2+} ⑤ Ca^{2+}

23. Sodium과 Potassium의 정상치는? (단위는 mmol/L)

① Na=35-45, K=3.5-4.5
② Na=135-145, K=35-45
③ Na=135-145, K=3.5-4.5
④ Na=150-170, K=3.5-4.5
⑤ Na=135-145, K=0.35-0.45

24. 다음 중 오스몰에 영향을 주는 것은?

① 입자의 전하량
② 입자의 수
③ 입자의 크기
④ 온도
⑤ pH

25. Na나 K를 측정할 때 고도의 정밀도를 요구하는 이유는?

① 측정원리가 우수하므로
② 농도가 낮기 때문에
③ 생리적 변동폭이 좁으므로
④ 대표적인 전해질이므로
⑤ 측정 기계에 의한 영향이 적으므로

26. Fe를 측정할 때 Fe의 이온수는?

① 1+ ② 2+ ③ 3+ ④ 4+ ⑤ 5+

27. 임상적 의의가 큰 Ca^{2+}의 형태는?

① Albumin과 결합한 Ca^{2+}
② 이온화 Ca^{2+}
③ 무기인과 결합한 Ca^{2+}
④ Globulin과 결합한 Ca^{2+}
⑤ Bilirubin과 결합한 Ca^{2+}

21. ① 22. ④ 23. ③ 24. ② 25. ③ 26. ② 27. ②

28. 혈청 철을 측정할 때 가장 먼저 해야하는 단계는?

① 단백에서 철을 분리한다.
② 3가철을 2가철로 환원시킨다.
③ 단백에 철을 포화시킨다.
④ 혈청 단백질을 침전시킨다.
⑤ 과산화 수소수를 첨가한다.

29. Bathophenanthroline은 어느것과 반응하는가?

① 1가 Cl ② 2가 Fe ③ 3가 Fe ④ 2가 Cu ⑤ 1가 Cu

철 정량에 이용되는 발색시약은 2가철과 반응한다.

30. 혈청 철 이온은 주로 무엇과 결합한 형태로 이동하는가?

① Transferrin
② Hemosiderin
③ Triglyceride
④ Vitamin K
⑤ Albumin

31. 철 결핍성 빈혈시에 저하되는 것은?

① 혈청 ferritin
② 총 철결합능
③ 불포화 철 결합능
④ 혈청 transferrin
⑤ 혈중 vitamin B_{12}

철 결핍성 빈혈에서는 Hb, Hct는 100% 감소하여 평균 적혈구 Hb의 양(MCH), 평균 적혈구용적(MCV)과 혈청 ferritin이 현저히 감소

32. Fiske-Subbarow법에서 무기인과 결합하는 것은?

① ANSA
② Ammonium sulfate
③ Molybdic acid
④ Na_2HPO_4
⑤ Alkaline phosphate

Fiske-Subbarow법은 혈청에 ammodium molybdate를 가하고 환원제인 ANSA 시약을 가하면 청색을 나타낸다.

28. ① 29. ② 30. ① 31. ① 32. ③

08 산-염기 평형 및 혈액가스

[단답형]

1. 혈액에서 가장 큰 완충계는?

탄산 (H_2CO_3)과 탄산수소이온 (HCO_3^-)

2. Henderson-Hasselbalch 식은?

$$pH = pKa + \log\frac{HCO_3^-}{0.03 \times pCO_2},\quad pH = pKa + \log\frac{HCO_3^-}{H_2CO_3}$$

3. 혈액가스분석은 일반적으로 많이 이용되는 검체는?

동맥혈

4. 혈장의 pH가 7.4일 때 [탄산수소이온 : 탄산]의 비율은 얼마인가?

20 : 1

5. 혈액가스 분석을 위해 사용하는 항응고제는?

헤파린 (액체)

6. 혈액가스 분석기로 직접 측정하는 것은?

pH, PCO_2, PO_2

7. 혈액에서 가장 많은 양을 차지하고 있는 CO_2의 형태는?

HCO_3^-

8. PO_2 전극 (Clark 전극)은 무엇을 측정하는 것인가?

전류량

9. 혈액의 pH를 맞추기 위해 적혈구 내의 HCO_3^-가 혈장으로 방출되는만큼 혈구 내로 Cl^-가 이동하는 현상을 무엇이라고 하는가?

Chloride shift

10. Na^+와 K^+의 농도의 합과 Cl^-과 HCO_3^- 농도의 합과의 차이를 나타내며, 혈액가스 분석기에서 측정되지 않은 단백질, 황산, 인산 등의 양을 의미하는 것은?

Anion gap (음이온 차)

11. PCO_2 전극에서 측정하는 원리는?

CO_2의 투과로 변화된 pH 값을 측정

12. pH, PCO_2, PO_2의 정상값의 범위는?

pH 7.35~7.45, PCO_2 35~45 mmHg, PO_2 80~110 mmHg

13. 대사성 산증을 유발하는 질환은?

당뇨병으로 인한 케톤체 증가 (Diabetic Ketoacidosis, DKA)

14. 혈액 가스 검체가 공기에 노출될 때 일어나는 변화는?

PO_2와 pH ↑, PCO_2 ↓

15. 공기와 완전히 차단된 혈액 검체를 2시간 이상 실온에 방치하였을 경우의 변화는?

PO_2 ↓, pH ↓, PCO_2 ↑
(*적혈구에서 해당작용과 기타 산화대사가 일어나서 산소가 소비되고 해당에 의해 이산화탄소와 젖산이 증가한다)

16. 총 CO_2와 PCO_2로부터 HCO_3^-을 구하는 식은 무엇인가?

총 CO_2 - (0.03 × PCO_2) (*H_2CO_3 = PCO_2 × 0.03)

17. 쿠싱 증후군 (Cushing's syndrome)의 특징은?

염류(미네랄) 코르티코이드가 증가하며, 저칼륨혈증으로 된다.

18. 혈액가스분석을 하기 위한 검체운반은 어떻게 해야하는가?

얼음통에 넣고 운반한다.

19. 혈액가스분석 시의 온도는? 또한 온도가 중요한 이유는?

37℃, 1℃ 상승마다 약 0.015가 감소하기 때문에

20. HCO_3^-가 변하면 대사성에 영향을 미치고 H_2CO_3가 변하면 호흡관련 질환과 관련이 있다. 보상 (pH 7.35~7.45를 유지 하려는 작용)은 대사성에 영향이 있으면 호흡에서 호흡에서 문제가 생기면 대사성에서 보상이 이루어 진다. 각각의 대표적인 질환은?

1) 대사성 산증 (metabolic acidosis), 2) 대사성 알카리증 (metabolic akalosis), 3) 호흡성 산증 (respiratory acidosis), 4) 호흡성 알카리증 (respiratory alkalosis)

1) 만성신부전증, 당뇨성 케톤산증 2) 구토
3) 폐기종, 폐렴, 폐결핵, 천식 4) 과호흡 (hyperventilation)

21. PCO_2의 변화없이 HCO_3^-가 증가하는 상태는?

대사성 알카리증

22. 이것은 전체 비호흡성 산-염기 상태의 지표이고 혈액의 pH를 정상화하는 데 필요한 염기의 양으로 특징 지어진다. 정상 값의 범위는 -2 ~ +2 mEq/L인데 일반적으로 알칼리증에서 (+) 및 산증에서 (-)이다. 이러한 값은 일반적으로 40 mmHg의 PCO_2에서 1 L의 혈액이 정상 산-염기 조성물로 회복시키는 산 또는 염기의 양으로 정의된다. 이것을 설명하는 것은?

염기과잉 (Base excess)과 염기부족 (Base deficit)

23. 혈액에 녹아있는 CO_2의 압력측정은 무엇의 농도와 관련이 있는가? 즉, 거의 같은 개념으로 생각하는 물질은?

H_2CO_3 (탄산) (*$PCO_2 \times 0.03 = H_2CO_3$)

[객관식]

1. 정상인 혈액이 pH 7.35-7.45를 유지하기 위한 H_2CO_3와 HCO_3^-의 비율은?

① 2:5 ② 1:5 ③ 1:10 ④ 20:1 ⑤ 1:20

2. 혈액에서 가장 많은 양을 차지하고 있는 CO_2의 형태는?

① 탄산수소이온 (HCO_3^-) ② 탄산염이온 ③ 용해된 CO_2
④ 비해리 중탄산염 ⑤ 탄산 (H_2CO_3)

3. pCO_2 전극에 이용되는 전극은?

① 효소막 전극 ② 반투과성 Teflon막과 유리막 전극
③ 폴리프로필렌막 전극 ④ 발리노마이신 전극
⑤ 크라운에터 전극

4. 인체에서 완충작용이 가장 큰 완충계는?

① 인산염/인산 ② 아세트산염/아세트산
③ 혈장 단백질 ④ 탄산수소이온 (HCO_3^-)/탄산 (H_2CO_3)
⑤ 헤모글로빈

5. 혈액에서 탄산(H_2CO_3)의 pKa의 값은?

① 4.2 ② 6.1 ③ 7.5 ④ 8.6 ⑤ 10.0

6. 혈액가스 분석에 일반적으로 많이 이용되는 검체는?

① 정맥혈 ② 동맥혈 ③ 모세관혈 ④ 혈청 ⑤ 소변

7. 혈액가스 분석을 위한 혈액 검체에 사용되는 항응고제는?

① EDTA ② 헤파린 (주로 액체) ③ NaF
④ 시트르산염 ⑤ 옥살산염

1. ① 2. ① 3. ② 4. ④ 5. ② 6. ② 7. ②

8. 혈액가스 검체가 공기에 노출될 때 일어나는 변화는?

① pO_2와 pH↑, pCO_2↓
② pO_2와 pH↓, pCO_2↑
③ pO_2↑, pH와 pCO_2↓
④ pO_2↓, pH와 pCO_2↑
⑤ pO_2, pH, pCO_2 모두↑

9. 공기와 완전히 차단된 혈액 검체를 2시간 이상 실온에 방치할 경우의 변화는?

① pO_2↑, pH↑, pCO_2↓
② pO_2↓, pH↓, pCO_2↓
③ pO_2↓, pH↓, pCO_2↑
④ pO_2↑, pH↓, pCO_2↑
⑤ pO_2↑, pH↑, pCO_2↑

10. 혈액가스 분석기로 직접 측정되는 것은?

① pH, 총CO_2, HCO_3^-
② pCO_2, HCO_3^-, pO_2
③ pH, pCO_2, pO_2
④ pH, 총 CO_2, pCO_2
⑤ 총CO_2, HCO_3^-, pO_2

11. 적혈구에서 탄산수소이온이 빠져나갈 때 적혈구의 내부의 전기적 중성을 유지하기 위해 혈장에서 어떤 전해질이 적혈구로 들어오는가?

① Na ② K ③ P ④ Mg ⑤ Cl

12. Henderson-Hasselbalch식은

$pH = pKa + \log \frac{[HCO_3^-]}{[H_2CO_3]}$는

$pH = pKa + \log \frac{[HCO_3^-]}{[pCO_2 \times 0.03]}$로 표현할 수 있다. 여기서 혈액에 녹아있는 CO_2의 압력 측정은 어떤 물질의 농도와 밀접하게 관련이 있는가?

① H^+ ② HCO_3^- ③ H_2CO_3 ④ pO_2 ⑤ HPO_4^{2-}

8. ① 9. ③ 10. ③ 11. ⑤ 12. ③

13. pCO_2의 변화없이 HCO_3^-가 증가하는 상태는?

① 호흡성 산증 ② 호흡성 알카리증 ③ 대사성 산증
④ 대사성 알카리증 ⑤ 신세뇨관성 산증

14. Henderson-Hasselbalch식에서 (ⓐ) 가 변화가 있으면 대사성에 문제가 있고 (ⓑ)이 변화하면 호흡에 문제가 있는 것이다. 차례로 알맞은 것은?

① ⓐ-pKa, ⓑ-H_2CO_3 ② ⓐ-H_2CO_3, ⓑ -pKa
③ ⓐ-HCO_3^-, ⓑ-H_2CO_3 ④ ⓐ-H_2CO_3, ⓑ-HCO_3^-
⑤ ⓐ-HCO_3^-, ⓑ-pKa

15. 만성 신부전 환자의 혈액가스 검사 결과는 어떤 상태인가?

① 대사성 산증 ② 호흡성 산증 ③ 대사성 알카리증
④ 호흡성 알카리증 ⑤ 위의 전부 해당

16. 심한 설사가 일어나면 혈액의 상태는?

① 대사성 산증 ② 호흡성 산증 ③ 대사성 알카리증
④ 호흡성 알카리증 ⑤ 위의 전부 해당

17. 37℃에서 동맥혈의 pH 기준범위는?

① 7.28-7.34 ② 7.33-7.37 ③ 7.35-7.45
④ 7.45-7.50 ⑤ 7.50-7.60

18. 폐포에 물이차서 고통받는 폐기종 환자의 상태는?

① 대사성 산증 ② 호흡성 산증 ③ 대사성 알카리증
④ 호흡성 알카리증 ⑤ 위의 전부 해당

19. 호흡성 알카리증의 일반적인 원인은?

① 구토 ② 설사 ③ 천식 ④ 과호흡 ⑤ 기아

A 13. ④ 14. ③ 15. ① 16. ① 17. ③ 18. ② 19. ④

20. pCO_2의 감소에 의해 HCO_3^-/H_2CO_3의 비율이 상승하거나 pCO_2에 비해 HCO_3^-이 상대적으로 상승한 상태를 말하고 기준범위는 −2.5~+2.5 mmol/L이다. 대사성 산증에서는 (−), 대사성 알카리증에서는 (+)를 나타낸다. 위의 내용을 설명한 것은?

① 염화이동 (Chloride shift)
② 염기과잉 (Base excess, BE)
③ 전기삼투
④ 과호흡상태
⑤ 음이온 갭

21. 호흡성 산증에서 어떠한 보상기전을 통해 무엇이 증가하는가?

① 호흡수
② 암모니아 형성
③ 혈액 pCO_2
④ 혈장 탄산수소 이온농도
⑤ H_2CO_3

22. 호흡성 산증의 특징은?

① 탄산수소 이온의 과잉
② 탄산수소 이온의 결핍
③ 용존 이산화탄소의 과잉
④ 용존 이산화탄소의 부족
⑤ 세뇨관으로의 H^+ 분비 감소

23. 혈장에 있는 탄산과 탄산수소이온의 총합을 무엇이라고 하는가?

① 총 이산화탄소
② 표준 중탄산염
③ 완충 염기
④ 염기 과잉
⑤ 이산화탄소 분압

24. 혈액가스 측정과 관련하여 옳지 <u>않은</u> 것은?

① 채혈즉시 측정
② 항응고제로 헤파린 사용
③ 채혈혈액은 공기와 접촉금지
④ 채혈 시 주사기 안에 기포가 생겨도 무관
⑤ EDTA 사용 혈액은 금지

25. 혈액가스 측정법 중 올바른 것은?

① 채혈시 주사기를 사용하면 안된다.
② EDTA로 처리된 정맥혈을 측정한다.
③ 4℃에서 측정한다.
④ 제단백을 실시한 뒤 측정한다.
⑤ 채혈시 주사기내 기포를 제거해야 한다.

20. ② 21. ④ 22. ③ 23. ① 24. ④ 25. ⑤

26. 혈액의 pH가 7.4일 때 HPO_4와 H_2PO_4의 비율은?

① 4:1 ② 2:1 ③ 6:1 ④ 1:12 ⑤ 1:20

27. 혈액가스 측정에 대하여 옳지 않은 것은?

① 공기와 접촉해서는 안된다.
② Heparin을 항응고제로 사용한다.
③ 기포가 생겨도 결과에 영향이 없다.
④ 채혈 즉시 측정해야 한다.
⑤ 항응고제로 sodium oxalate나 EDTA를 사용해서는 안된다.

주사기 내에 기포가 혼입이 되면 혈액으로부터 CO_2가 상실되고 O_2는 증가한다.

26. ① 27. ③

09 간 및 신장 기능검사

[단답형 - 간기능 검사 (Liver Function Test, LFT)]

1. 혈청에 있는 유리형 빌리루빈은 무엇과 결합하여 간으로 이동하는가?

알부민

2. 빌리루빈을 측정하는 Diazo 시약은?

설파닐산 (sulfanilic acid), 아질산나트륨 (sodium nitrite), 염산

3. 빌리루빈 측정 시 Diazo 반응의 최종 반응액의 색깔은?

적자색

4. 빌리루빈 측정법 중 Jendrassik-Grof법에서의 반응촉진제 (or coupling)로 사용하는 것은?

카페인

5. ICG (Indocyanine green test)는 인체에 무해한 암녹색의 색소이고 정맥주사 시에 알부민과 결합하여 90%이상이 간세포에 포함되지 않고 담즙으로 신속하게 배설된다. 이와 같은 특징으로 실시하는 ICG 시험의 목적은 무엇인가?

간의 배설기능 검사

6. Malloy-Evelyn법에서 Diazo 시약의 설파닐산 (sulfanilic acid)의 용매로 사용되는 것은?

염산 (HCl)

7. 황달지수 (Icterus index)를 측정하는 데 사용되는 표준물질은?

중크롬산칼륨 ($K_2Cr_2O_7$) (다이크로뮴산칼륨)
(*황달지수는 환자의 혈청을 중크롬산 칼륨 용액과 비교하여 고빌리루빈혈증을 추정하는 데 사용한다)

8. 혈액에 빌리루빈의 상승으로 인해 중추신경계 조직에 비정상적으로 독성의 빌리루빈이 축적된 상태를 무엇이라고 하는가?

핵황달 (kernicterus)

9. 노화 적혈구가 파괴되어 빌리루빈을 형성하는 주요한 장기는?

지라 (비장, spleen)

10. 노화 적혈구가 파괴되어 빌리루빈이 되는 과정에서 사용되는 2가지 효소는?

헴 산소화 효소 (heme oxygenase), 빌리버딘 환원효소 (biliverdin reductase)

11. 빌리루빈 형성과정에서 빌리루빈의 바로 앞 단계는 무엇인가?

빌리버딘 (biliverdin)

12. 헤모글로빈이 분해되면서 헴으로부터 생기는 노폐물은 무엇인가?

빌리루빈

13. 간세포로 들어가기 전의 빌리루빈의 형태를 무엇이라고 하는가?

간접 (indirect) 빌리루빈, 비결합형 (unconjugated) 또는 유리형, 알파 빌리루빈, 비수용성 빌리루빈

14. 간세포 안으로 들어온 비수용성 빌리루빈은 수용성의 빌리루빈 글루쿠로나이드 (bilirubin glucuronide)가 되는데 어떤 효소에 의해서인가?

UDPG (uridyl-diphosphate glucuronyltransferase)

15. 14번의 빌리루빈의 형태를 무엇이라 하는가?

결합형 (conjugated) 또는 직접 (direct) 빌리루빈

16. 알부민과 공유결합을 한 결합형 빌리루빈을 무엇이라 하는가?

델타 빌리루빈 (δ-bilirubin)

17. 수용성의 빌리루빈 글루쿠로나이드는 간 세포에서 담즙세관으로 분비되어 장으로 배설되는데 대장으로 들어온 빌리루빈 글루쿠로나이드는 어떤 장내세균 효소에 의해 빌리루빈과 글루쿠론산으로 분해되는가?

β-glucuronidase

18. 빌리루빈은 효소에 의해 환원되어 우로빌리노젠 (urobilinogen), 스테르코빌리노젠 (stercobilinogen), 메소빌리노젠 (mesobilinogen)이라고 불리우는 무색의 물질로 환원이 되는데 장에서 형성된 이러한 세가지 물질을 통틀어서 무엇이라고 부르는가?

우로빌리노젠

19. 황달에서 혈액에 직접 빌리루빈이 현저하게 증가하는 형태는?

폐쇄성 황달

20. 황달에서 유리형 빌리루빈이 많이 증가하는 황달은?

용혈성 황달

21. 크리글러-나야르 증후군 (Crigler-Najjar syndrome)의 특징은?

UDPG의 완전 결핍 (type I) 또는 부분적 결핍 (type II)의 희귀한 유전 질환으로 유리형 빌리루빈이 증가

22. 질베르 증후군 (Gilbert syndrome)의 특징은?

굴모양관 막에서 간세포 속으로 빌리루빈을 수송하지 못해서 혈액에 유리형 빌리루빈이 증가하는 질환

23. 듀빈-존슨 증후군 (Dubin-Johnson syndrome)의 특징은?

마이크로솜에서 담즙 세관으로 결합형(직접) 빌리루빈의 수송이 손상된 질환.
결합형 빌리루빈이 많이 증가

24. 류시-드리스콜 증후군 (Lucey-Driscoll sydrome)의 특징은?

결합형 빌리루빈의 형성을 촉진하는 UDPG가 혈중 저해제에 의해 억제되어 발생

25. UDPG의 생성이 아직 미흡하여 생후 2일부터 혈액에 간접 빌리루빈이 증가하는 질환은?

신생아 황달

26. 빌리루빈의 분해산물로 장에서 미생물에 의해 생성된 우로빌리노젠이 산화되어 형성되고 대변의 색깔을 나타내는 것은?

우로빌린

27. 피부에 빌리루빈이 축적된 상태를 무엇이라고 하는가?

황달

28. 빌리루빈의 정량에서 위음성을 일으키는 주된 요인은?

빛에 노출되었다.

29. 소변의 δ-aminoluvulic acid (ALA)의 측정은 어떤 중금속의 중독을 진단하기 위함인가?

납 (Pb)

30. 효소법으로 빌리루빈을 측정할 때 사용하는 파장은?

340 nm

31. ICG 시험은 간 혈류량과 간세포의 색소섭취 기능을 반영하며, 간경화의 진단이나 간 예비 능력의 평가에 이용되고 있고 간 절제수술 검사에 필수적인 검사항목이다. 15분값 (정체율)이 지표로 이용되는데 그 범위는?

기준치는 0~10%, 간염에서는 10~30%, 간경화에서는 30% 이상

[단답형 - 신장기능검사 (Renal Function Test, RFT)]

1. 레닌 (renin)의 기능은 무엇인가?

Angiotensin II를 만들어 부신피(겉)질에 작용하여 aldosterone을 생산한다.

2. 내인성 크레아티닌 클리어런스 (Creatinine clearance, CCr)의 단위는?

mL/min

(*혈중 어떤 물질이 신장에서 urine 중으로 배설될 때 1분간의 뇨생성으로 인해 맑게 되는 혈액 또는 혈장량이다. 또한, 어떤 물질이 1분당 뇨로 배설되는 정도를 그 물질을 포함하고 있는 혈장의 부피를 표시한 것-Clearance)

3. Clearance test에 가장 많이 이용되는 것은?

Creatinine

(*세뇨관에서 재흡수가 안되면 식이성에 영향이 없다. 요량 변화가 없으며 정량이 간편하다)

4. 혈청 creatinine 1 mg/dL, 요중 creatinine 100 mg/dL, 24시간의 요의 양이 1,200 ml 일 때 creatinine clearance는 얼마인가?

24시간 요량이 1,200ml이므로 1분당 뇨의 양은 1,200/1,440 = 0.833 ml

$$\text{Ccr (ml/min)} = \frac{\text{요중 creatinine 농도} \times \text{1분간 요량(ml)}}{\text{혈중 creatinine 농도(mg/dl)}} \times \frac{1.73}{\text{체표면적(m}^2\text{)}} = \frac{100 \times 0.833}{1.0}$$

$$= 83.3 \text{ ml/min}$$

5. PSP (Phenolsulfnaphthalein) test의 목적은?

신장의 근위세뇨관 배설 기능 검사

6. 원위 세뇨관 기능검사에 Fishberg 농축시험이 있는데 소변의 농축은 세뇨관, 신수질기능을 반영한다. 이 농축시험의 기준범위는?

3회의 소변 중 어느 것이라도 비중이 1.022 이상
삼투압이 850 mOsm/kg H_2O 이상

7. 신장에서 분비하는 내분비 기능물질은?

적혈구 조혈인자 (Erythropoietin-골수에 작용하여 혈구 생성을 촉진)
1,25$(OH)_2$ Vitamin D_3 (장에서 Ca 흡수를 촉진시키며, 뼈에서 Ca을 유리 시킨다)
레닌 (안지오텐신노젠을 분해하여 안지오텐신 I으로 전환시키는 효소)

8. 신장에 작용하는 호르몬은?

항이뇨 호르몬 (ADH, 바소프레신), 알도스테론, 부갑상샘 호르몬 (PTH)

9. PSP 검사에서 가장 임상적으로 의의가 높은 참고치는?

15분

10. 신혈장류량 (Renal Plasma Flow: RPF) 검사로 이용되는 것은?

파라-마뇨산 클리어런스 (para aminhippurate, PAH test)

11. 임상에서 토리(사구체) 여과 기능 측정에 사용하는 방법은?

Creatinine Clearance Test

12. 토리(사구체) 여과 기능을 가장 정확하게 측정할 수 있는 것은?

Inulin clearance test

[객관식]

1. 신장질환 검사와 관련된 검사항목은?

① ALT, ALP, LD, LPS
② ALP, ChE, LD, AMS
③ Ccr, BUN, GFR
④ ALT, ALP, ChE, AMS
⑤ ChE, LD, LPS, AMS

2. Creatinine clearance, Ccr 계산에 필요한 요소가 <u>아닌</u> 것은?

① 환자의 체표면적
② 1분당 소변량
③ 혈장 크레아티닌
④ 소변 크레아티닌
⑤ 단백질 섭취량

3. PSP (Phenolsulfornaphthalein) 시험의 목적은?

① 콩팥 몸쪽 요세관 배설 기능검사
② 콩팥 토리 여과 기능검사
③ 간 배설 기능검사
④ 이자액 생성 기능검사
⑤ 부갑생샘 기능검사

4. 빌리루빈 측정법 Malloy-Evelyn법에서 coupling 시약은?

① Ascorbic acid
② Caffein
③ Sulfanilic acid
④ Chloroform
⑤ Methanol

5. 빌리루빈 측정법 Jendrassik-Grof 법에서 반응 촉진제 (coupling 시약)는?

① Ascorbic acid
② Caffein
③ Sulfanilic acid
④ Chloroform
⑤ Methanol

6. 간의 색소배설기능검사로 정체율과 소실률을 측정하기 위해 사용하는 물질은?

① ALT
② BUN
③ ICG
④ PSP
⑤ Albumin

A 1. ③ 2. ⑤ 3. ① 4. ⑤ 5. ② 6. ③

7. Diazo 시약의 주성분은?

① Sulfonillic acid, HCl, Sodium nitrite
② 설파닐산 (sulfonillic acid), 질산나트륨
③ 설파닐산, 황산나트륨
④ 황산, 아질산나트륨 (sodium nitrite)
⑤ Sulfonillic acid, NaOH, HCl

8. 유리형 빌리루빈 (Indirect bilirubin)은 무엇과 결합하여 간으로 이동하는가?

① 알부민 ② 트랜스페린 ③ 트렌스티레틴
④ 합토글로빈 ⑤ 세룰로플라스민

9. 황달지수 (Icterus Index)를 측정하는데 사용되는 표준물질은?

① 염화철 (III) ② 중크롬산칼륨 ③ 염화수은
④ 피크르산 ⑤ 과망간산칼륨

10. 빌리루빈 형성과정에서 빌리루빈 바로 전단계의 물질은?

① 우로빌리노젠 ② 빌리버딘 (biliverdin)
③ 빌리루빈 글루쿠로나이드 ④ 우로빌린
⑤ 헴

11. 노화 적혈구를 파괴하여 빌리루빈을 형성하는 곳은?

① 지라 ② 콩팥 ③ 장 ④ 폐 ⑤ 이자

12. 핵황달 (kernicterus)에서는 빌리루빈이 어디에 비정상적으로 축적되어 있는가?

① 심장 ② 뇌 (중추신경계) ③ 간
④ 콩팥 ⑤ 췌장

A 7. ① 8. ① 9. ② 10. ② 11. ① 12. ②

13. 우리딜이인산 글루쿠로닐기 전이효소 (UDPG)의 완전 또는 부분결핍으로 인하여 비결합형 빌리루빈이 증가하는 것은?

① 용혈성 황달
② 폐쇄성 황달
③ 크리글러-나야르 증후군 (Crigler-Najjar)
④ 질베르 증후군 (Gibert)
⑤ 듀빈-존슨 증후군 (Dubin-Johnson)

14. 굴 모양의 혈관막에서 간 세포 속으로 빌리루빈을 수송하지 못해서 혈액에 유리형 빌리루빈이 증가하는 질환은?

① 용혈성 황달
② 폐쇄성 황달
③ 크리글러-나야르 증후군 (Crigler-Najjar)
④ 질베르 증후군 (Gibert)
⑤ 듀빈-존슨 증후군 (Dubin-Johnson)

15. 혈액에 결합형 (직접) 빌리루빈이 증가하여 총 빌리루빈이 증가한 상태는?

① 용혈성 황달
② 폐쇄성 황달
③ 크리글러-나야르 증후군 (Crigler-Najjar)
④ 질베르 증후군 (Gibert)
⑤ 듀빈-존슨 증후군 (Dubin-Johnson)

16. 신생아 황달의 원인은?

① ABO 부적합 수혈에 의한 용혈
② 총담관의 협착
③ Rh 부적합 수혈에 의한 용혈
④ UDPG의 결핍
⑤ 유리형 빌리루빈의 간흡수에 문제

17. 황달지수와 관련이 있는 성분은?

① 헤모글로빈
② 빌리루빈
③ 지질
④ 단백질
⑤ 크레아티닌

정답: 13. ③ 14. ④ 15. ② 16. ④ 17. ②

18. 헴이 빌리버딘으로, 빌리버딘이 빌리루빈으로 전환될 때 사용되는 각 효소는?

① heme reductase-biliverdin reductase
② heme oxygenase-biliverdin oxygenase
③ heme reductase-biliverdin oxygenase
④ heme oxygenase-biliverdin reductase
⑤ biliverdin oxygenase-heme reductase

19. 간에서 빌리루빈은 무엇으로 전환되는가?

① 우로빌리노젠 ② 우로빌린
③ 빌리루빈-알부민 복합체 ④ 빌리루빈 다이글루쿠로나이드
⑤ 빌리버딘

20. 10 am에 혈청 빌리루빈을 측정하니 2.0mg/dL가 나왔는데 같은 샘플을 3 pm에 다시 측정하니 8.2 mg/dL가 나왔다. 이런 차이는?

① 시약이 변질되었다. ② 샘플이 빛에 노출되었다.
③ 오전의 검사에 오류가 발생 ④ 샘플이 얼음위에 놓여있지 않았음
⑤ 샘플이 냉동실에 없었음

21. 피부에 빌리루빈이 축적된 상태를 무엇이라고 하는가?

① 피부염 ② 피부암 ③ 황달 ④ 간경화 ⑤ 간성 혼수

22. 소변의 δ-아미노레불린산 (δ-ALA) 측정은 어떤 중금속 중독증을 진단하기 위하여 측정하는가?

① 납 ② 수은 ③ 비소 ④ 카드뮴 ⑤ 크롬

23. 정상인의 혈액에서 가장 많이 존재하는 빌리루빈의 형태는?

① 직접 빌리루빈 ② 수용성 빌리루빈 ③ 간접 빌리루빈
④ 결합 빌리루빈 ⑤ 에스터형 빌리루빈

01 Summary
02 단원별 문제
03 실전 모의고사

18. ④ 19. ④ 20. ② 21. ③ 22. ① 23. ③

24. 빌리루빈을 산화하여 빌리버딘을 생성하게 하는 효소는?

① Bilirubin oxidase (BOD) ② Bilirubin reductase
③ Biliverdin reductase ④ Bilirubin oxygenase
⑤ Biliverdin oxygenase

25. 직접 빌리루빈에 대한 설명으로 틀린 것은?

① 수용성이다. ② 비수용성이다.
③ 글루쿠론산과 결합한다. ④ 간에서 결합형으로 된다.
⑤ 황달환자에서 소변으로 배설되는 빌리루빈이다.

26. 글루쿠론산과 결합한 결합형(직접) 빌리루빈이 알부민과 공유결합 (covalent bond)을 하고 있고 독성이 없으며 뇨와 담즙으로 배설되지 않는 빌리루빈을 무엇이라고 하는가?

① 알파 ② 베타 ③ 감마 ④ 델타 ⑤ 입실론

27. 다음 중 신장기능검사는?

① 요산 ② PSP ③ BSP ④ ICG ⑤ GGT

28. Diazo 시약과 반응하여 적색이 되는 것은?

① NaOH ② Sodium nitrite ③ Sulfanilic acid
④ Sodium benzoate ⑤ Sodium tartrate

29. 신장기능검사가 아닌 것은?

① BUN ② PSP test ③ Creatinine
④ 당부하시험 ⑤ Concentration test (농축시험)

30. 체중 kg중 요중 1일 배설량의 양이 일정한 것은?

① 단백질 ② 탄수화물 ③ BUN ④ Creatinine ⑤ Uric acid

24. ① 25. ② 26. ④ 27. ② 28. ③ 29. ④ 30. ④

31. ICG 시험의 목적은?

① 간의 배설기능 검사
② 콩팥 토리의 여과기능 검사
③ 콩팥 요세관의 재흡수 기능검사
④ 콩팥 요세관의 분비 기능검사
⑤ 이자액 분비 기능검사

32. 간질환 검사에 유용한 검사는?

① ALT, ALP, CK, Lipase
② ALP, ChE, CK, Lipase
③ ALT, AST, ALP, GGT
④ ALT, ACP, ChE, Amylase
⑤ ChE, LD, CK, Amylase

33. 빌리루빈 측정 시 Diazo 반응의 최종 반응액의 색깔은?

① 주황색 ② 갈색 ③ 적자색 ④ 녹색 ⑤ 황색

34. 간의 해독과 배설기능을 검사하는 ICG test의 정상범위는?

① 10% 이하 ② 20% 이하 ③ 30% 이하 ④ 40% 이하 ⑤ 50% 이하

35. Clearance test에 가장 많이 이용되는 것은?

① 크레아티닌 ② 크레아틴 ③ 이눌린 ④ 요소 ⑤ PSP

36. Creatinine clearance (CCr) 계산에 필요한 요소가 아닌 것은?

① 환자 체표면적
② 1분당 소변량
③ 혈장 크레아티닌
④ 소변 크레아티닌
⑤ 단백질 섭취량

37. 혈액 중 가장 많은 빌리루빈은?

① 직접 빌리루빈
② 간접 빌리루빈
③ 지질 결합 빌리루빈
④ 혈색소 빌리루빈
⑤ 결합 빌리루빈

A 31. ① 32. ③ 33. ③ 34. ① 35. ① 36. ⑤ 37. ②

38. 황달지수를 측정하는데 표준물질로 사용하는 것은?

① Ferric chloride
② Potassium dichromate
③ Mercuric chloride
④ Picric acid
⑤ Potassium permanganate

39. 염산의 존재하에 bilirubin이 sulfanilic acid와 sod. nitrite와 반응하여 azobilirubin이 되는 것을 무슨 반응이라 하는가?

① Jaffe 반응
② Nessler 반응
③ Hantzsch 반응
④ Porter-Siber 반응
⑤ Diazo 반응

40. 빌리루빈 중 간접 빌리루빈 측정시 넣는 시약은?

① Caffein, Methanol
② Ethanol, Methanol
③ Ethanol, Sod. benzoate
④ Caffein, Ethanol
⑤ Caffein, Sod. benzoate

41. 빌리루빈 측정법 중 Malloy-Evelyn법에서 사용하지 <u>않는</u> 시약은?

① 아질산소다
② Sulanilic acid
③ 염산
④ Caffein
⑤ Methanol

42. Bilirubin 측정법 중 Jendrassik-Grof법의 측정 조건은?

① 강산
② 약산
③ 고온
④ 중성
⑤ 알카리

Malloy-Evelyn법의 원리는 bilirubin에 diazo 혼합시약을 가하고 1분만에 측정하는 azobilirubin은 직접 bilirubin량이고 생성된 azobilirubin에 methanol을 가하여 30분간 반응하여 생성된 azobilirubin은 total bilirubin에 해당된다.
Jendrassik-Grof법은 total bilibubin에 caffein 촉매시약과 diazo 혼합시약을 가하여 생성된 azobilirubin에 alkali 시약을 가하면 blue color가 생성된다.

38. ② 39. ⑤ 40. ① 41. ④ 42. ⑤

43. ICG (Indocyanine green) test에 대한 설명 중 틀린 것은?

① 간 배설기능검사 (색소주사)이다.
② 정체율을 측정한다.
③ 소실률을 측정한다.
④ 검체로 urine을 사용한다.
⑤ 이외에도 간배설기능검사에 BSP(Bromsulfophthalein)도 있지만 잘 사용하지 않는다.

혈액에서 측정한다.

44. BSP(Bromsulfophthalein) 색소를 제거하는 기관은?

① Liver ② Spleen ③ Gall bladder
④ Kidney ⑤ Lung

45. 신장기능검사가 아닌 것은?

① 당 부하시험
② BUN (Blood Urea Nitrogen)
③ Creatinine
④ PSP test
⑤ Concentration test (농축시험)

신장기능검사 중 사구체기능검사는 BUN, Creatinine, Creatinine clearance test, Inulin clearance test, Urea clearance test, GFR등이 있으며, 세뇨관 기능검사에는 Para-amionhippurate (PAH) clearance test, PSP test, Concentration test, Dilution test 등이 있다.

46. PSP (Phenolsulfophthalein) test에 대하여 틀린 것은?

① 시험 30분전에 배뇨, 물을 섭취한다.
② 요 중의 PSP는 알카리 (NaOH)에서 발색(적색)을 한다.
③ 체중에 관계없이 1ml의 PSP 용액을 정맥주사한다.
④ 정맥주사한 PSP의 대부분이 근위세뇨관에서 배설한다.
⑤ PSP 용액 정맥주사 60분후에는 첫 번째 채뇨를 한다.

주사후 채뇨는 15분, 60분, 120분 후에 한다.

43. ④ 44. ① 45. ① 46. ⑤

47. 신장의 혈류량 검사에 이용되는 물질은?

① Creatinine, Mannitol
② Creatinine, Inulin
③ Mannitol, Inulin
④ Creatine, Inulin
⑤ Diodrast, PAH

청정시험에 이용되는 물질 중 creatinine, mannitol, inulin, sod. thiosulfate는 사구체기능검사에 이용되고, diodrast와 PAH는 신 혈장류량에 이용되는 물질이다. Diodrast is a substance which is excreted through the kidneys by tubular secretion

48. 검체를 Urine으로 하는 검사는?

① PSP, Dilution test
② PSP, BSP
③ PSP, ICG
④ BSP, ICG
⑤ Concentration test, ICG

49. 근위세뇨관의 기능을 검사하는 것은?

① BUN
② Urea clearance
③ Inulin clearance
④ Phenolsulfophthalein
⑤ Creatinine clearance

47. ⑤ 48. ① 49. ④

10 호르몬

[단답형]

1. 부신겉질 (피질) 호르몬에는 어떤 호르몬이 있는가?

코티솔 (cortisol)과 알도스테론 (aldosterone)

2. 무기질 코르티코이드 (mineral corticoid) 호르몬으로 부신피질에서 분비되는 호르몬은?

알도스테론

3. 혈액의 양이 저하하거나 혈압이 떨어지면 토리 곁세포가 자극을 받아 무엇이 생성되는가?

레닌 (renin)

4. 간에서 생성된 안지오텐신(angiotesinogen)을 angiotensin I으로 전환시키는 것은?

레닌

5. 안지오텐신 I을 안지오텐신 II로 전환시키는 효소는?

안지오텐신 전환효소 (angiotensin converting enzyme, ACE)

6. 안지오텐신 II가 부신 겉질에 작용하여 어떤 호르몬의 분비를 촉진하는가?

알도스테론

7. 알도스테론은 원위 세뇨관에 작용하여 어떤 작용을 하는가?

나트륨의 재흡수와 칼륨의 배설을 촉진

8. 호르몬을 조절하는 음성 피드백 (negative feedback)이란 무엇인가?

혈액의 포도당 농도가 너무 높을 때는 이자는 인슐린을 분비하고 낮을 때는 글루카곤을 분비한다.
이와같이 인체가 〈항상성〉을 유지할 수 있게 조절하는 것이 negative feedback이다.

9. 호르몬을 조절하는 양성 피드백 (positive feedback)이란 무엇이고 예를 들어보시오.

어떤 자극을 가했을 때 반응이 감소하거나 사라지는 것이 아니라
오히려 강화(증가)되는 것을 positive feedback이라 한다.
예) 옥시토신 분비, 모유수유 등

10. 코르티솔이 과다하게 분비되는 질환은?

쿠싱 증후군 (Cushing's syndrome)

11. 위의 10번을 진단하기 위한 선별검사를 할 때에 검체의 채취 시기는?

오전 8시와 오후 8시

12. 가장 활성이 좋은 강력한 안드로젠은 무엇인가?

테스토스테론

13. 난소의 성숙 여포가 분비하는 세 가지의 에스트로젠의 형태는?

에스트라디올 (estradiol, E2), 에스트론 (estrone, E1), 에스트리올 (estriol, E3)

14. 위의 13번 중에서 가장 강력한 에스트로젠은?

에스트라디올 (E2)

15. Down's syndrome을 진단하는데 사용되는 3가지 검사는?

알파-태아단백질 (α-fetoprotein, AFP), 비결합형 에스트리올 (unconjugated estriol,uE3),
사람 융모 생식샘 자극 호르몬 (human chorionic gonadotropin,hCG)
임신 16~18주 사이에 측정하면 신경관 결함이나 다운증후군을 진단하는데 유용함
다운증후군에서는 AFP와 uE3는 낮고 hCG는 높다.
그 외 염색체검사(21번 염색체), 니프티검사, 양수검사, 심장초음파검사 등

16. 부신속질(수질)에서 생성하는 호르몬은?

에피네프린과 노르에피네프린

17. 에피네프린, 노르에피네프린, 도파민을 합쳐서 무엇이라고 하는가?

카테콜아민 (catecholamine)

18. 부신속질 뿐만 아니라 뇌세포에서도 생성되어 신경전달물질 (neurotransmitter)로 작용하는 호르몬은?

도파민 (dopamine)

19. 부신속질 호르몬의 약 80~90%를 차지고 하고 있는, 즉 가장 많이 분비되는 호르몬은?

에피네프린

20. 에피네프린과 노르에피네프린의 최종분해산물은 무엇인가?

바닐린만델산 (vanillymadlic acid, VMA)

21. VMA는 cancer marker로도 사용되는데 어떤 cancer marker에 유용하는가?

갈색세포암

22. 에피네프린의 합성 경로를 보면 ( ) → Dopa → 도파민 → 노르에피네프린 → 에피네프린인데 처음 시작되는 ( )에 알맞는 물질은?

L-타이로신 (tyrosine)

23. 혈장삼투압 (오스몰랄 농도)이 증가하면 이것이 시상하부를 자극하여 뇌하수체 후엽을 통하여 분비되는 호르몬은?

항이뇨호르몬 (antidiuretic hormone, ADH) 혹은 바소프레신 (vasopressin)

24. 시상하부에서 항이뇨호르몬 (ADH)의 생성이 감소하거나 뇌하수체 후엽에서 분비하지 못하면 혈중에 ADH가 결핍되어 콩팥의 세뇨관에서 수분을 재흡수 하지 못해서 소변의 양의 늘어나는 질환은?

요붕증 (diabtes insipidus)

25. 주로 장크롬친화성 세포 (enterochromaffin cell)를 비롯한 여러 조직에서 아미노산 중에 하나인 트립토판 (tryptophan)으로부터 합성되는 것은?

세로토닌 (serotonin)

26. 5-하이드록시인돌아세트산 (5-HIAA)는 무엇의 대사산물인가?

세라토닌 (*장 크롬친화성 세포에 전이성 유암종 종양이 생기면 세로토닌이 증가)
*비정상(악성종양): 트립토판 → 5-하이드록시트립토판 → Serotonin → 5-HIAA

27. 갑상샘 호르몬의 구성은?

티록신 (thyroxine, T4-97%)와 트리아이오도티로린 (triiodothronine,T3-2%)
생리활성은 T3이 T4보다 4-5배 더 강하다

28. 아이오딘 (요오드)를 함유하고 있는 호르몬은?

티록신

29. 17-케토스테로이드 (17-KS)는 무엇인가?

17-KS는 17-옥소스테로이드 (17-OS)라고도 하며, 17번 탄소에 케톤기 (-CO-)를 가진 스테로이드면서 대부분 부신 겉질에서 생성된다. 주요 17-KS에는 안드로스테론, 에티오콜라놀론, 디하이드로에피안안드로스테론 (dehydroepiandrosterone, DHEA) 등이다.
남성에서는17-KS의 2/3은 부신 겉질(피질)에서 유래하고 1/3은 고환에서 여성의 경우에서는 대부분이 부신 겉질에서 유래한다.

30. 17-OHCS (17-hydroxycorticosterois)는 무엇인가?

스테로이드 핵 17번 탄소에 수산화기 (-OH)를 갖고 있는 스테로이드
17-OHCS는 코르티솔과 11-디하이드로코르티솔(코르티손)의 요중 대사물질이다.
코르티솔의 대사산물은 코르티손으로 코르티솔과 코르티손은 둘다 17-OHCS이다.

31. 방향족 아미노산인 타이로신 (tyrosine)으로부터 형성되며, 아이오딘 4분자를 함유하고 있어 T4라고 불리우는 호르몬은?

티록신 (tyroxine)

32. 아미노산인 타이로신 (tyrosine)으로부터 합성되는, 즉 타이로신 유도체의 두 가지 호르몬은?

티록신과 에피네프린(아드레날린)

33. 스테로이드 호르몬에는 무엇이 있는가?

스테로이드 구조를 갖는 호르몬을 스테로이드 호르몬이라고 하는데, 여기에는 성호르몬, 즉, 남성호르몬이 테스토스테론, 여성 호르몬인 에스트로젠과 프로게스테론 그리고 부신 겉질 호르몬인 코르티솔 (당류 코르티코이드), 알도스테론 (무기질 코르키코이드), 안드로젠이 포함된다.

34. 펩타이드 호르몬은 어떤것들이 있는가?

인슐린, 글루카곤, 칼시토닌 (폴리펩타이드호르몬)

35. 뇌하수체후엽에서 분비되는 호르몬은?

항이뇨호르몬과 옥시토신

[객관식]

1. 앞 뇌하수체에서의 호르몬의 분비는 어느 장기에서 분비하는 호르몬에 의해 조절되는가?

① 뒤 뇌하수체 ② 중간 뇌하수체 ③ 시상하부
④ 숨뇌 ⑤ 부신 속질

2. 혈중의 나트륨(재흡수)과 칼륨(배출)의 농도는 부신겉질에서 분비하는 어떤 호르몬에 의해서 조절이 되는가?

① 알도스테론 ② 코르티솔 ③ 코르티코스테론
④ 테스토스테론 ⑤ 글루카곤

3. 가장 강력한 (활성이 높은) 안드로젠은?

① 안드로스테네디온 ② DHEA ③ 안드로스테론
④ 에티오콜라놀론 ⑤ 테스토스테론

4. 스테로이드 호르몬이 <u>아닌</u> 것은?

① 프로제스테론 ② 에스트로젠 ③ 테스토스테론
④ 코르티솔 ⑤ 인슐린

5. 가장 활성이 높은 에스트로젠은?

① 에스트리올 (E_3) ② 에스트라디올 (E_2)
③ 에스트론 (E_1) ④ 16α-하이드록시에스트론
⑤ 안드로스테네디온

6. 부신 속질에서 가장 많이 분비하는 호르몬은?

① 인슐린 ② 노르에피네프린 ③ 에피네프린
④ 도파민 ⑤ VMA

답 1. ③ 2. ① 3. ⑤ 4. ⑤ 5. ② 6. ③

7. 에피네프린과 노르에피네프린의 최종 분해산물은?

① 인슐린 ② 노르에피네프린 ③ 에피네프린
④ 도파민 ⑤ 바닐린만델산 (VMA)

8. 요붕증은 어떤 호르몬의 분비 감소와 관련이 있는가?

① 프로락틴 ② 성장 호르몬
③ 항이뇨호르몬 (바소프레신) ④ 옥시토신
⑤ 인슐린

9. 아이오딘 (요오드)을 함유하고 있는 것은?

① 칼시토닌 ② 옥시토신 ③ 티록신
④ 아드레날린 ⑤ 레닌

10. 부신겉질(피질)에서 합성되는 호르몬은?

① 아드레날린 ② 알도스테론 ③ 인슐린
④ 티록신 ⑤ 멜라토닌

11. 뇌하수체후엽에서 분비되는 것은?

① 성장 호르몬 ② 항이뇨 호르몬 ③ 여포 자극호르몬
④ 갑상샘 자극 호르몬 ⑤ 부신 겉질 자극 호르몬

12. 혈액의 양이 저하되거나 혈압이 떨어지면 토리 곁 세포가 자극을 받아 레닌 (renin)을 생성하는데 이 레닌은 간에서 생성한 안지오테시노젠 (angiotensinogen)을 안지오텐신 I (antiotensin I)으로 전환시킨다. 그 다음 ACE (angiotensin converting enzyme)에 의해 안지오텐신 II로 전환되고 이것은 부신겉질에 작용하여 무엇을 분비하는가?

① 인슐린 ② 글루카곤 ③ 알도스테론
④ 에스트로젠 ⑤ 에스트라디올

A 7. ⑤ 8. ③ 9. ③ 10. ② 11. ② 12. ③

13. 요중 바닐릴만델산 (VMA)는 무엇의 대사산물인가?

① Cortisol ② Aldosterone ③ Testosterone
④ Catecholamine ⑤ Angiotensin

14. 티록신 (T4)은 생물학적으로 더 활성이 있는 어떤 호르몬으로 전환되는가?

① Thyroblobulin ② TSH
③ Triiodothyronine ④ thyrotropin-releasing hormone
⑤ PTH

15. 다음 중 펩타이드 호르몬은?

① 아드레날린 ② 코르티솔 ③ 티록신
④ 테스토스테론 ⑤ 인슐린

16. 무기질 (미네랄) 코르티코이드는?

① 알도스테론 ② 코르티솔 ③ 코르티코스테론
④ 테스토스테론 ⑤ 글루카곤

17. Cushing's syndrome은 코르티솔이 과다하게 분비되는 질환이다. 이 코르티솔은 일내변동이 있다. 그러므로 이 항목을 위한 검체 채취 시간으로 가장 적당한 것은?

① 6 am, 2 pm ② 8 am, 8 pm ③ 낮 12시, 6 pm
④ 낮 12시, 밤 12시 ⑤ 2 pm, 밤 12시

18. 다운 증후군 진단을 위한 유용한 3가지 검사에 포함되는 것은?

① CEA, AFP, hCG
② AFP, 비결합형 에스트리올 (uE3), hCG
③ AFP, 프로제스테론, hCG
④ AFP, FSH, LH
⑤ 프로제스테론, 에스트라라디올, 사람 태반 락토젠

Ⓐ 13. ④ 14. ③ 15. ⑤ 16. ① 17. ② 18. ②

19. VMA의 상승이 의심되는 질환은?

① 에디슨병 ② 쿠싱 증후군 ③ 간질환
④ 전립샘염 ⑤ 갈색세포종

20. C-peptide와 관련이 있는 호르몬은?

① PTH ② 인슐린 ③ 에피네프린
④ 알도스테론 ⑤ 코르티솔

21. Epinephrine, norepinephrine의 대사산물은 무엇인가?

① VMA ② 17-KS ③ Ammonia
④ Tyrosine ⑤ Homovanilic acid

Epinephrine,norepinephrine 및 dopamine을 catecholamine이라고 하며 이의 대사산물은 vanillymandelic acid(VMA)이다. Tyrosine은 phenylalanine의 유도체이고 tyrosine의 대사산물은 melanin이다. 17-ketosteroid는 adrenal androgen의 대사산물이다.

22. Tyrosine으로부터 생성되지 <u>않은</u> 것은?

① Thyroxine ② Dopamine ③ Homogentisic acid
④ Adrenalin ⑤ Serotonin

Tyrosine으로부터 생성되는 것은 thyroxine, dopamine, homogentisic acid, adrenalin이다.

19. ⑤ 20. ② 21. ① 22. ⑤

11 TDM 및 표지자, 비타민

[단답형 - TDM 및 독성학]

1. 항간질약 (항경련제)에 사용하는 대표적인 약물은?

Phenytoin, Phenobarbital

2. 심장활성약 (강심제)에 사용하는 약물은?

Digoxin (metabolic product of digitoxin), Digitoxin(cardiac glycoside-간을 통해 제거됨)
Lidocaine

3. 사용되는 항생제는?

Amikacin, Gentamicin, Tobramycin, Vancomycin, Chloramphenicol

4. 항우울증 치료제로 대표적인 것은?

Lithium (used for bipolar disorder)
Bipolar disorder is characterized by periods of deep, prolonged, and profound depression that alternate with periods of an excessively elevated or irritable mood known as mania.

조울증 장애는 조울증이라고 알려진 지나치게 높아지거나 짜증나는 기분에 번갈아 나타나는 깊고, 장기적이며, 심오한 우울증으로 특징지어진다.

5. 면역억제제인 것은?

CyclosporinA, Tacrolimus

6. 기관지 확장제로 대표적인 것은?

Theophyline

7. 혈중 약물은 유리 상태로 있거나 단백질과 결합해 있다. 일반적으로 산성 약물과 결합하는 단백질은?

알부민

8. 치료약물 측정법에는 무엇이 있는가?

가스크로마토 그래피 (gas chromatography), HPLC, RIA, 효소면역측정법 (EIA, EMIT), 모세관 전기영동 (CE), 형광 편광 면역 측정법 (FPIA-가장 많이 사용), 질량 분석법 (MS)

9. 장기 이식 (특히 간 이식의 경우)에 사용되는 면역억제제는 무엇인가?

타크로리무스 (tarcrolimus)

10. 대표적인 면역억제제로서 측정 시 전혈(whole blood)을 사용하는 것은?

Tacrolimus, Cyclosporin A

11. 헤모글로빈에 매우 단단하게 결합하고 있기 때문에 산소가 헤모글로빈에 결합하지 못하여 매우 유독한 것은?

일산화탄소

12. 진통제, 해열제 그리고 항염증제로 사용하고 과다복용 하였을 경우 대사성 산증, 호흡기성 알카리증, 케톤체 형성 그리고 lactate의 과형성을 유발하는 것은?

Salicylate (aspirin)

13. 주의력결핍 과다활동 장애, 기면증 및 비만치료에 사용되는 강력한 중추 신경계의 자극제인 것은?

암페타민 (amphetamine)

14. 근육 질량과 운동 능력을 높이기 위해 사용되는 것은?

Anabolic steroids

15. Tetrahydrocannabinol (THC)-cannabinoid이 주요 구성 성분인 것은?

Marijuana

16. 아편 종류에서 자연적인 것은?

Opium, morphine, codein

17. 아편 종류에서 화학적으로 변형된 것은?

Heroin, Dilaudid, Oxycodone

[단답형 - 비타민 및 표지자]

1. 수용성 비타민은?

비타민 B group, 비타민 C

2. 지용성 비타민은?

비타민 A,D,E,K

3. 비타민 B_1을 다른 용어로 무엇이라고 하고 결핍시 나타나는 질병은?

티아민 (thiamine), 결핍시 각기병 (beriberi)

4. 비타민 B_2의 다른 용어는?

리보플라빈 (riboflavin): FAD와 FMN의 성분이 되어 조효소로서 작용

5. 비타민 B_3의 다른 용어는?

니코틴산 (nicotinic acid), 나이아신 (niacin)

6. 산화환원 효소에 관여하는 조효소인 NAD(P)의 성분인 것은?

비타민 B_3

7. 아실기 전이효소에 관여하는 CoA의 성분은?

비타민 B_5 (판토텐산-pantothenic acid)

8. 비타민 B_6의 화학명은?

피리독신(pyridoxine), 피리독살 (pyridoxal)

9. AST, ALT 그리고 carboxylase의 조효소로 사용되는 것은?

피리독살 (비타민 B_6)

10. 비타민에서 유일하게 금속인 코발트 (Co)를 함유한 것은?

비타민 B_{12}

11. 비타민 B_{12}의 화학명은?

코발라민 (cobalamin)

12. 결핍 시 신경관이 닫히지 않아 무뇌증을 유발할 수 있는 비타민은?

비타민 B_9 (folic acid)

13. 결핍 시 괴혈병 (scurvy)을 일으키는 비타민과 그의 화학명은?

비타민 C, 아스코르브산 (ascorbic acid)

14. 로돕신 (rhodopsin)의 구성성분이고 시각과 관련 있는 (시각회로에 사용되는) 비타민은?

비타민 A

15. 비타민 A를 다른 명칭과 결핍 시 나타나는 질환은?

레티놀(retinol), 야맹증 (night blindness, nyctalopsia)

16. 비타민 E의 화학명은?

토코페롤 (tocopherol)

17. 혈액응고시간의 지연과 영아에서의 출혈은 어떤 비타민의 결핍에 의한 것인가?

비타민 K (*결핍이 되면 프로트롬빈이 부족하여 혈액 응고시간이 길어진다)
메나퀴논 (menaquinone, 비타민 K_2)

18. 항산화 작용이 있는 두 가지 비타민은?

비타민 C와 비타민 E

19. 펠라그라 (Pellagra-거친피부)는 어떤 비타민의 결핍에 의한 질환인가?

비타민 B_3 (나이아신)

20. 피부에서 햇빛의 존재 하에서 콜레스테롤로부터 만들어지는 비타민은?

비타민 D

[객관식]

1. 간세포암 (hepatoma)을 진단하는 데 유용한 종양 표지자 2가지의 조합은?

① PSA, PAP ② AFP, CA 125 ③ CA 15-5, CA 125
④ AFP, PIVKA-II ⑤ CEA, VMA

2. 전립샘암의 표지자는?

① AFP ② CEA ③ PSA ④ CA 19-9 ⑤ β_2-MG

3. 종양 표지자와 해당 암을 연결한 것 중 맞는 것은?

① CEA - 난소암 ② AFP - 폐암
③ CA 125 - 간세포암 ④ CA 15-3 - 전이성 유방암
⑤ CA 19-9 - 방광암

4. 종양 표지자와 해당 암을 연결한 것 중 틀린 것은?

① 전립샘암 - PSA ② 이자암 - CA 19-9 ③ 대장암 - CEA
④ 간세포암 - AFP ⑤ 유방암 - CA 125

5. VMA는 부신 속질에서 생성하는 호르몬인 에피네프린과 노르에피네프린의 최종대사산물이다. 혈액 및 소변에서 이 VMA (vanillymandelic acid)가 증가하는 상태는?

① 전립샘암 ② 갈색세포증 ③ 유방암
④ 난소암 ⑤ 간세포암

6. 뼈 형성 표지자는?

① 오스티오칼신 (osteocalsin) ② 피리디니윰
③ NTx ④ CTx
⑤ Pyridinium

A 1. ④ 2. ③ 3. ④ 4. ⑤ 5. ① 6. ①

7. 폐경기 여성에서 현저히 증가하며, 에스트로젠 등 뼈흡수 억제제에 민감하게 반응하며, 골다공증 치료제인 비스포스포네이트에 대한 다른 뼈 대사 표지자보다 조기에 민감하게 반응하는 것은?

① Osteolcalcin ② NTx, CTx ③ TRAP
④ BAP ⑤ Pyr, Dpyr

8. 심장 활성제는?

① 페노바르비탈 (Phenobarbital) ② 리튬 (lithium)
③ 디기톡신 (Digitoxin) ④ 겐타마이신 (Gentamycin)
⑤ 사이클로스포린 A (cyclosporin A)

9. 면역억제제는?

① 페노바르비탈 (Phenobarbital) ② 리튬 (lithium)
③ 디기톡신 (Digitoxin) ④ 겐타마이신 (Gentamycin)
⑤ 타크로리무스 (Tacrolimus)

10. 리튬은 어떤 작용이 있는 약물인가?

① 경련 억제 ② 우울증 억제 ③ 기관지 확장
④ 면역 억제 ⑤ 심장 활성

11. 기관지를 확장하는 데 사용되는 약물은?

① 테오필린 (Theophyline) ② 페니토인 (Phenytoin)
③ 아미카신 (Amikacin) ④ 리도카인 (Liocaine)
⑤ 타크로리무스 (Tacrolimus)

12. 장기 이식, 특히 간 이식에 사용되는 면역억제제는?

① 메토트렉세이트 ② 아미오다론 ③ 타크로리무스
④ 겐타마이신 ⑤ 파록세틴

A 7. ② 8. ③ 9. ⑤ 10. ② 11. ① 12. ③

13. 치료 약물 측정과 관련이 없는 방법은?

① 액체크로마토그래피 - 질량분석(LC-MS/MS)
② 이온 선택 전극법(ISE) ③ 형광 편광 면역 측정법(FPIA)
④ 가스 크로마토그래피(GC) ⑤ 모세관 전기영동(CE)

14. 심부전의 지표로 알맞은 것은?

① AST ② BNP (Brain Natriuretic Peptide)
③ CK-MB ④ Troponin-T ⑤ 마이오글로빈

15. 심근경색 발작 후 혈액에 가장 빨리 증가하는 표지자는?

① 심장 트로포닌 T ② 심장 트로포닌 I ③ LD
④ CK ⑤ 마이오글로빈

16. 비타민 B_{12}의 다른 이름과 함유한 금속은?

① 코발아민 - Ca ② 티아민 - Mg ③ 리보플라빈 - Na
④ 피리독신 - K ⑤ 코발아민 - Co

17. 응고시간의 지연과 영아에서의 출혈은 어떤 비타민의 결핍에서 일어나는가?

① 리보플라빈 ② 피리독신 ③ 토코페롤 ④ 메나퀴논 ⑤ 나이아신

18. CoA (조효소 A)를 만드는 비타민은?

① 판토텐산 ② 비타민 B_1 ③ 비타민 C ④ 피리독신 ⑤ Ascorbic acid

19. 결핍 시 출혈을 초래할 수 있는 비타민은?

① 비타민 A ② 비타민 B_1 ③ 비타민 B_{12} ④ 비타민 D ⑤ 비타민 K

20. 펠라그라 (Pellagra)는 어떤 비타민의 결핍에 의해 초래하는가?

① 비타민 A ② 토코페롤 ③ 판토텐산 ④ 나이아신 ⑤ 비타민 E

A 13. ② 14. ② 15. ⑤ 16. ⑤ 17. ④ 18. ① 19. ⑤ 20. ④

21. 수용성 비타민은?

① 비타민 A ② 비타민 B ③ 비타민 C ④ 비타민 D ⑤ 비타민 K

22. 비타민 D 대사에 중요한 역할을 하는 조직은?

① 지라 ② 이자 ③ 갑상샘 ④ 피부 ⑤ 간

23. 티아민 (비타민 B_1)의 결핍과 관련이 있는 질환은?

① 각기병 ② 펠라그라 ③ 구루병 ④ 야맹증 ⑤ 피부염

24. 산화환원 반응의 조효소로서 작용하는 것은?

① 비타민 A ② 비타민 B_2 ③ 비타민 B_6 ④ 비타민 B_{12} ⑤ 비타민 K

25. 야맹증 (night blindness)은 어떤 비타민의 결핍에 의한 것인가?

① 비타민 A ② 비타민 B_2 ③ 비타민 B_6 ④ 비타민 B_{12} ⑤ 비타민 K

26. 괴혈병은 어떤 비타민의 결핍으로 일어나는가?

① 비타민 A ② 비타민 B ③ 비타민 C ④ 비타민 B_{12} ⑤ 비타민 K

27. 발작을 관리하기 위해 사용되는 항간질액 (항경련제)은?

① 디곡신 ② 아세트아미노펜 ③ 리튬
④ 디기톡신 ⑤ 페니토인

28. 심근 수축력과 속도를 높여서 선천성 심부전과 심부정맥을 치료하는 데 사용되는 심장 글리코사이드 (glycoside)는?

① 디곡신 (digoxin) ② 아세트아미노펜
③ 리튬 (lithium) ④ 테오필린 (theophylline)
⑤ 페니토인 (phenytoin)

21. ③ 22. ④ 23. ① 24. ② 25. ① 26. ③ 27. ⑤ 28. ①

12 종양 표지자와 뼈표지자

[단답형]

1. CEA (carcinoembryonic antigen, CEA)는 어떤 질환의 표지자인가?

대장암 (결장직장암)

2. CA19-9는 어떤 질환의 표지자인가?

췌장암(이자암)

3. CA 125는 어떤 질환의 표지자인가?

난소암

4. CA15-3는 어떤 질환의 표지자인가?

전이성유방암

5. 갈색세포종(크롬친화세포증), 신경아세포종 등에 사용되는 markers는?

바닐릴만델산 (vanillylmandelic acid, VMA): 갈색세포종에서 혈액이나 소변에서 증가

6. 전립샘암에 사용하는 markers는?

PSA (prostate specific antigen), PAP (prostatic acid phosphatase)

7. 간세포암에 사용하는 markers는?

알파-태아 단백질 (alpha-fetoprotein, AFP),
PIVKA-II (protein induced by vitamin K absence or antagonist)

8. β_2-microglobulin (β_2-MG)는 어떤 질환의 표지자인가?

혈액악성종양

9. 뼈형성 표지자 (bone formation markers)로 사용되는 것은?

오스티오칼신 (osteocalcin),
뼈특이성알카리성포스타테이스 (bone specific alkaline phosphatase, BAP)

10. 뼈재흡수 (bone resorption) 표지자는?

Pyridinium, deoxypyridinoline, NTx, CTx, TRAP (plasma tartrate-resistant phosphatase)

11. 폐경기 여성에서 현저하게 증가하며, 에스트로젠 등 뼈흡수 억제제에 민감하게 반응하며, 골다공증 (osteoporasis) 치료제에 조기에 민감하게 반응하는 표지자는?

NTx

12. 심부전이나 심근경색 시에 심근의 부하에 의해 분비가 촉진되며, 심부전의 지표로서 측정되고 있는 것은?

BNP (brain natriuretic peptide)

13. 심근경색 발작 후 혈액에 가장 빨리 증가되는 표지자는 무엇인가?

마이오글로빈 (myoglobin)

14. 여러 가지 종류의 암에서 증가하는 경향을 보이는 marker는?

폴리아민 (polyamine)

13 계산문제

1. 포도당 90 mg/dL를 SI 단위로 나타내면? 단, 포도당의 분자량은 180으로 한다.

① 0.2 mol/L ② 0.5 mol/L ③ 2 mmol/L
④ 5 mmol/L ⑤ 10 mmol/L

몰농도 (mEq/L) = $\frac{\text{용질량(mg/dL)} \times 10}{\text{분자량}} = \frac{90 \times 10}{180}$ = 5 mEq/L
포도당은 이온화 되는 것이 아니기에 (비해리성) mEq/L = mmol/L
그러므로 5 mmol/L

2. 칼슘 10 mg/dL는 몇 노르말 농도(mEq/L)인가? 단 칼슘의 원자량은 40으로 한다.

① 0.25 ② 0.5 ③ 2.5 ④ 5 ⑤ 10

mEq/L = $\frac{10 \times \text{mg/dL}}{\text{분자량}}$

(** 좌변의 L은 mL(1L=1000mL)이고 우변의 dL를 mL(1dL=100mL)로 맞추기 위해서 10을 곱해 주어 똑같이 좌우변을 1000mL로 맞춰준다)

mEq/L = $\frac{10 \times 10 \text{ mg/dL}}{40/2}$ = 5 mEql/L

(*여기서 칼슘은 +2가 이므로 원자량/2로 나누어준다. 반드시 원자가가 있을 경우 분자량(원자량)을 나누어 주지만 Na^+와 K^+(+1가) 그리고 포도당 같은 경우는 그대로 분자량을 적용한다)

* mEq/L = mmol/L x 원자가

(예, Na: 100 mEq/L = 100 mmol/L, Ca: 100 mEq/L = 50 mmol/L)

그러므로 5 mEq/L = mmol/L x 2, mmol/L = 2.5 mmol/L

3. 1 M 수산화나트륨(NaOH) 용액으로 2 M 황산(H_2SO_4) 10 mL를 중화하는 데 몇 mL가 필요한가?

① 10 ② 20 ③ 40 ④ 60 ⑤ 100

NV=NV' (N은 노르말 농도) → 반드시 먼저 N로 고쳐라!!
황산의 2M을 노르말로 고치면 4N (*H_2SO_4에서 2H+ SO_4^{2-} 2가 이므로)
* 노르말 농도(N) X 원자가 = 몰농도 (M)
4 N × 10 ml = 1 N × X ml, 그러므로 X = 40 ml

A 1. ④ 2. ④ 3. ③

4. 0.01M 염산(HCl) 용액의 pH는?

① 2 ② 4 ③ 7 ④ 9 ⑤ 12

$0.01 = \frac{1}{100(10^2)} = 10^{-2}$ (* 지수법칙 $a^{-n} = \frac{1}{a^n}$)

** pH = −log [H+], pOH = −log[OH^-],
* 로그의 성질, $\log_a x^n = n\log_a X$ ($\log 10_{10} = 1$, 밑이 10일 경우 주로 생략함)
0.01 M HCl은 10^{-2} 이므로 pH = −log 10^{-2} = −(−2)log10 = 2

5. 0.001 M의 NaOH의 pH는?

① 3 ② 5 ③ 10 ④ 11 ⑤ 14

pOH = −log [OH−], 0.01 M NaOH에서 pOH는 pOH = −log 10^{-3} = −(−3) = 3
pH + pOH = 14이므로
0.01M NaOH에서 pH는 pH = 14 − 3 = 11

6. 1M NaOH 용액은 몇 %(W/V) 용액인가? 단, 원자량은 Na=23, O=16, H=1로 한다.

① 2 ② 4 ③ 10 ④ 20 ⑤ 40

(* 항상 M은 L(1,000 ml)을 생각하고, %는 100을 생각하라)
1 M = 40 g / 1,000 ml 이므로 4 g / 100 ml 즉, 4%이다.

7. NaCl 1 mol/L는 몇 Osm/L 인가?

① 0.5 ② 1 ③ 2 ④ 4 ⑤ 8

포도당과 같은 비해리성 분자이기 때무네 1 M은 1 Osm이 된다.
어떤 분자의 오스몰은 몰 농도에 분자가 해리할 때 생기는 입자수를 곱하면 된다.
** 오스몰랄 농도 = n × C
n = 용액의 몰 당 해리된 입자수
C = 용매 kg 당 몰 농도
1 M의 NaCl(mol/L)은 해리하면 Na^+과 Cl^- 2개의 입자가 생기므로 즉 2 Osm이 된다.

4. ① 5. ④ 6. ② 7. ③

8. 어떤 측정치의 평균이 80 mg/dL이고, 2SD가 8 mg/dL일 때 변동계수는 얼마인가?

① 5 ② 10 ③ 15 ④ 20 ⑤ 25

$$변동계수(CV) = \frac{SD}{x(평균값)} \times 100(\%)$$

여기서 2SD가 8이므로 2SD = 8, SD = 4

그러므로 $CV = \frac{4}{80} \times 100 = \underline{5\%}$

9. 투과율이 30%일 때 흡광도는? 단 log 3 = 0.477로 한다.

① 0.455 ② 0.523 ③ 0.677 ④ 0.723 ⑤ 1

* 흡광도 (A) = 2 − log T% (투과율)
$A = 2 - \log 30 = 2 - (\log 10 \times 3) = 2 - (\log10 + \log 3) = 2 - (1 + 0.477) = \underline{0.523}$

※ 로그의 성질
① $\log_5 1 = 0$, $\log_5 5 = 1$
② $\log_2 10 = \log_2(2 \times 5) = \log_2 2 + \log_2 5 = 1 + \log_2 5$
③ $\log_2 \frac{5}{2} = \log_2 5 - \log_2 2 = \log_2 5 - 1$
④ $\log_3 81 = \log_3 3^4 = 4\log_3 3 = 4 \cdot 1 = 4$

10. 투과율이 10%일 때 흡광도는?

① 0.1 ② 0.5 ③ 1 ④ 1.5 ⑤ 2

* 9번 공식 참고
$A = 2 - \log 1 = 2 - 1 = 1$

11. 사구체(토리) 여과율을 검사하기 위한 크레아티닌 클리어런스 계산식으로 맞는 것은? (C : 클리어런스, P : 혈장농도, V : 소변량, U : 소변농도)

① C = PV/U m ② C = UV/PG m ③ C = PU/VG m
④ C = U/PVG m ⑤ C =GPVU

8. ① 9. ② 10. ③ 11. ②

12. 크레아티닌 클리어런스 (mL/min)을 구하면?

〈결과〉 Urine creatinine: 120 mg/dL, Plasma creatinine: 1.5 mg/dL Urine Volume: 1,800 mL/24 hours

① 100 ② 144 ③ 156 ④ 225 ⑤ 250

$$Ccr\ (ml/min) = \frac{u \times V}{P} \times \frac{1.73}{A} = \frac{120 \times 1.25}{1.5} = 100\ ml/min$$

(**A는 체표면적인데 사람의 평균체표면적을 $1.73m^2$으로 거의 동일시 생각하여 1이 나오므로 뒤쪽의 식은 거의 생략하여 계산함)
(24시간의 소변량이 1,800 ml이니, 1,800/(24시간 60min) = 2,880/1,440 = 즉, 1분당 형성된 소변량은 1.25 ml/min) → 반드시 주어지는 urine volume은 24시간으로 표시되기 때문에 분(1,440분 = 24시간)으로 나누어주어야 1분당 소변량을 알 수가 있다.

13. Henderson-Hasselbalch식은?

① pKa = pH + log([산]/[염기])
② pKa = pH + log([염기]/[산])
③ pKa = pH + log([산]/[산])
④ pH = pKa + log([산]/[염기])
⑤ pH = pKa + log([염기]/[산])

※ Henderson-Hasselbalch

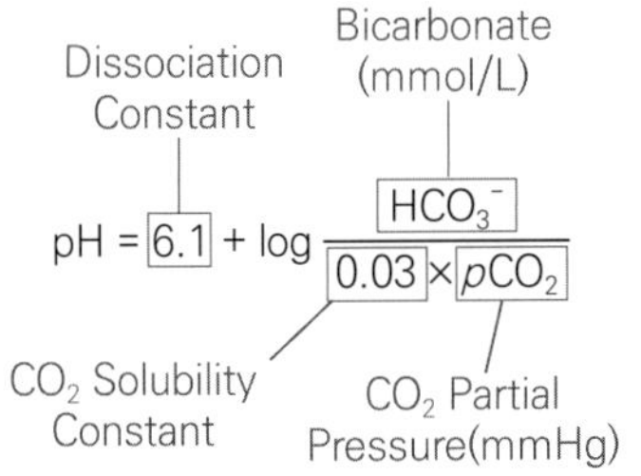

$$pH = pKa + \log_{10}\frac{[Salt]}{[Acid]}$$

14. 탄산수소 이온농도가 24 mmol/L이고, 탄산 농도가 1.2 mmol/L이다. pKa = 6.1, log20 = 1.3으로 할 때, pH는?

① 7.28 ② 7.38 ③ 7.40 ④ 7.42 ⑤ 7.54

13번 풀이의 식 참조

$$pH = 6.1 + \log\frac{24}{1.2} = 6.1 + \log 20 = 6.1 + 1.3 = 7.4$$

12. ① 13. ⑤ 14. ③

15. pH 6과 pH 9의 차이는?

① 10배 ② 100배 ③ 1,000배 ④ 10,000배 ⑤ 100,000배

**pH = −log [H+] 이므로 pH6 = 10^{-6}이고 pH9 = 10^{-9}이므로 pH6이 1,000배 더 크다.

16. 포도당 1 M 용액 500 mL에 포함되어있는 포도당은 몇 g인가? 단 포도당의 분자량은 180으로 한다.

① 0.9 gram ② 9 gram ③ 90 gram
④ 180 gram ⑤ 360 gram

1M 용액은 180 g / 1,000 mL 이므로 (1,000 mL을 500 mL로 맞추기 위해서는 각각 2로 나누어 주면) 90 g /500 mL이 되므로 500 mL에는 90 g이 포함

**2 M Glucose (mw=180) 용액 0.5 L에는 Glucose 몇 g이 포함되어 있는가?
2 M → 360 g / 1,000 mL → 180 g /500 mL, 그러므로 180 g 포함

17. NaOH 1 M 용액 500 mL를 만드는 데 필요한 NaOH의 양은? (단, NaOH의 분자량은 40)

① 1.0 gram ② 2.0 gram ③ 4.0 gram
④ 10 gram ⑤ 20 gram

NaOH 1 M을 표현하면 40 g / 1,000 mL (**M 농도는 항상 1 L =1,000 mL을 기억할 것)
여기서
500 mL으로 만들었을때 똑같이 1 M이 되려면 20 g / 500 mL이 되어야 한다.

A 15. ③ 16. ③ 17. ⑤

03

실전 모의고사

01 모의고사 1회

1. 혈장의 pH가 7.4일 때, “탄산수소이온 (중탄산염) : 탄산”의 비율은?

① 10 : 1 ② 20 : 1 ③ 1 : 20 ④ 40 : 1 ⑤ 1 : 1

2. 0.01M 염산 용액의 pH는?

① 2 ② 2.5 ③ 6.5 ④ 12 ⑤ 13

3. pH meter의 전극은?

① 가스 투과막 전극 ② 액체막 전극 ③ 유리 전극
④ 효소막 전극 ⑤ 반투과성 전극

4. 투과율 10%일때 흡광도는?

① 1 ② 2 ③ 3 ④ 4 ⑤ 5

5. Jaffe법으로 측정하는 물질은?

① 요소 ② 요산 ③ 크레아틴
④ 크레아티닌 ⑤ 암모니아

6. 5-하이드록시인돌아세트산 (5-HIAA)는 무엇의 대사산물인가?

① 세로토닌 ② 프로락틴 ③ 에피네프린
④ 노르에피네프린 ⑤ 타이로신

7. 혈장 오스몰랄농도 (삼투압)에 가장 크게 기여하는 것은?

① 무기인 ② 알부민 ③ 칼슘
④ 나트륨 ⑤ 마그네슘

8. 속빈음극램프 (혹은 중공음극램프)를 사용하여 Ca, Mg, Fe, Zn, Ph 등의 중금속 측정에 이용되는 기기는?

① 분광광도계 ② HPLC ③ 탁도계
④ 원자흡광광도계 ⑤ 형광광도계

9. Total protein 측정시에 필요한 뷰렛시약의 주요 성분은?

① $CuSO_4$ - sodium tartrate – KI ② $CuSO_4$ – NaOH - HCl
③ Na_2SO_4 - Na_2CO_3 – $CuSO_4$ ④ $ZnSO_4$ – Sodium citrate - NaOH
⑤ $CuSO_4$ - sodium potassium tartrate – KI

10. 다음 중 심장의 수축을 증강시켜주는 약물은?

① phenytoin ② carbamazepine ③ streptomycin
④ digoxin ⑤ cyclosporin

11. 혈청 단백 cellulose acetate에서 전기영동시 시작점에서 음극으로 밀려나 소위 전기삼투에 영향을 제일 많이 받는 것은?

① Albumin ② α_1- globulin ③ α_2-globulin
④ β-globulin ⑤ γ-globulin

12. CSF의 glucose 농도는 정상 정맥혈 glucose의 몇 % 정도 되나?

① 30-40% ② 50-60% ③ 60-70%
④ 80-90% ⑤ > 100%

13. pH 6의 용액은 pH 9의 용액보다 수소이온 농도의 ( )배를 가지고 있다. 괄호에 맞는 것은?

① 3 ② 10 ③ 0.001 ④ 1,000 ⑤ 10,000

14. Amylase와 Lipase은 어떤 질환을 추정할 때 실시하는 항목인가?

① 간질환 ② 간경화 ③ 심근경색 ④ 급성 췌장염 ⑤ 신부전증

15. 시료를 진공 중에서 이온화하여 각각의 이온을 질량과 전하의 비율 (m/z)에 따라 분리하는 분석법은?

① 전량분석 ② 전기영동 ③ 크로마토그래피
④ 질량분석 ⑤ 이온선택 전극법

16. 금속이온을 포함하고 있는 유일한 비타민 B_{12}와 관련된 것은?

① Cl ② Co ③ Mg ④ Na ⑤ K

17. 용혈로 인해 상승하는 것은?

① 요소질소 ② 나트륨 ③ 칼륨 ④ 염소 ⑤ 칼슘

18. 포도당측정의 기준법은?

① GOD 법 ② Hexokinase 법
③ O-Toludine법 ④ GOD-과산화수소수 전극법
⑤ Folin-Wu 법

19. SI 단위 중 옳은 것은?

① 질량-g ② 길이-m ③ 시간-minute
④ 물질의 질량-N ⑤ 전류-mA

20. 다음 중 빛에 불안정한 것은?

① Bilirubin ② Sucrose ③ Glucose
④ Phosphorous ⑤ Amino acid

21. 다음 중 단백질 염색시약이 아닌 것은?

① Amido black B ② Commassie Brilliant blue
③ Ponceau S ④ Oil red
⑤ Ponceau 3R

22. 간 색소 배설기능검사에 사용되는 ICG(Indocyanine green) 시험에서의 정상값은?

① 5% ② 15% ③ 20% ④ 25% ⑤ 30%

23. 무기질과 그 검사법의 연결이 옳은 것은?

① 칼슘-자일리딜 블루
② 나트륨-전량 전극법
③ 칼륨-발리노마이신 전극법
④ 철-바소큐프로인
⑤ 무기인-타이탄 엘로우법

24. Mg^{2+} 13 mEq/L를 mg/dL로 환산하면 얼마인가? (단, Mg의 분자량은 24)

① 0.156 ② 15.6 ③ 25.6 ④ 105.6 ⑤ 156.6

25. 간경화증 환자의 전기영동상 (densitometer상)에서 특이한 것은?

① albumin 증가
② α_1-globulin 증가
③ α_2-globulin 증가
④ β-globulin 증가
⑤ β-γ globulin bridging

26. 종양 표지자와 암을 바르게 연결된 것은?

① PSA - 방광암
② CA 125 - 유방암
③ CA 15-3 - 식도암
④ CA 19-9 - 갑상샘암
⑤ PIVKA-II - 간세포암

27. 다음 설명 중 옳은 것은?

① HDL의 주요한 단백은 Apo-B100이다.
② HDL중 가장 많은 지질은 중성지방이다.
③ LDL의 주요한 단백은 Apo A-I이다.
④ VLDL의 주요한 지질은 내인성 중성지방이다.
⑤ HDL이 높고 LDL이 낮은 경우 동맥경화에 걸렸을 확률이 매우 높다.

02 모의고사 2회

1. 참값 (true value)과 관계가 깊은 것은?

① 특이도 ② 정밀도 ③ 정확도 ④ 재현성 ⑤ 변화계수

2. 요산측정과 관련이 있는 질환은?

① 신장염 ② 간염 ③ 당뇨병 ④ 통풍 ⑤ 췌장염

3. LD5는 어떤 경우 증가하나?

① 심장질환 ② 뇌졸중 ③ 간염 ④ 췌장염 ⑤ 당뇨병

4. 약 6-8주 이전의 혈당 수준을 알고자 할 때 검사해야 할 것은?

① 경구포도당부하시험(OGTT)
② Two hours postprandial glucose
③ 요당검사
④ C-peptide test
⑤ Hemoglobin A1c

5. 전립선암에 특이한 검사항목은?

① PSP ② CA125 ③ CA15-3 ④ CEA ⑤ PSA

6. 다음 단위의 연결이 <u>틀린</u> 것은?

① Pico: 10^{-12} ② Kilo: 10^{3} ③ Tera: 10^{12}
④ Micro: 10^{-6} ⑤ Mega: 10^{9}

7. 다음 중 catecholamine의 최종대사 산물은 무엇인가?

① VMA ② Epinephrine ③ 세로토닌
④ Tyrosine ⑤ 칼시토닌

8. Lipoprotein 전기영동분획 중 밀도가 가장 높은 것은?

① Chylomicron ② LDL ③ VLDL
④ HDL ⑤ IDL

9. Biuret반응은 단백질이 알칼리에서 무엇과 반응하여 청자색의 복합물을 형성하는가?

① $CuSO_4$ ② Na_2SO_4 ③ $ZnSO_4$
④ $BaSO_4$ ⑤ H_2SO_4

10. 1 N NaOH 20 mL을 중화하는데 2 M H_2SO_4는 얼마나 필요한가?

① 5 mL ② 10 mL ③ 15 mL ④ 20 mL ⑤ 25 mL

11. 내부정도관리법 중 환자시료를 이용하는 것은?

① X-R 관리도법(Levey-Jennings) ② 변화계수법
③ Delta check법 ④ 누화법
⑤ 쌍치법

12. 포도당 측정에서 $NADP^+$를 필요로 하면서 국제표준법은?

① GOD법 ② Hexokinase법 ③ O-toludine법
④ Somogyi법 ⑤ Folin-Wu법

13. 자동분석기 정도관리에 쓰이는 것은?

① CUSUM법 (누화법) ② Twin Plot법(쌍치법) ③ CV법
④ Number plus법 ⑤ Delta check 법

14. 심근경색증 환자에서 가장 빨리 상승하는 효소는?

① CK-MB ② CK-MM ③ LD
④ AST ⑤ Amylase

15. Chylomicron에 많이 함유되어있는 지질은?

① 유리지방산 ② 인지질 ③ 외인성 중성지방
④ 내인성 중성지방 ⑤ 단백질

16. 혈청 칼슘농도를 측정하였더니 12 mg/dL였다. 이것을 mEq/L로 환산하면? (단, 칼슘의 분자량은 40)

① 2.4 ② 4.8 ③ 5.0 ④ 6.0 ⑤ 12.0

17. Malloy-Evelyn법의 원리에서 diazo 시약과 반응하여 적색을 나타내는 성분은?

① bilirubin ② cholesterol ③ ammonia
④ triglyceride ⑤ phospholipid

18. 연결이 틀린 것은?

① Xylidyl blue - 마그네슘 ② 바소큐프로인 - 구리 (I)
③ 바소페난트롤린 - 철 (II) ④ 발리노마이신 - 칼슘
⑤ 몰리브덴산 - 무기인

19. Ca 대사에 관계가 깊은 호르몬은?

① Insulin ② Adrenaline
③ prolactin ④ parathyroidhormone
⑤ thyroxine

20. 검체를 "on ice"를 해야하는 것으로 짝지어진 것은?

① Glucose-TG ② Glucose-Cholesterol
③ Ammonia-Glucose ④ Ammonia-Blood gas
⑤ Ammonia-TG

21. 평균치 100 mg/dL, 표준편차가 2mg/dL인 경우에 변동계수 (CV)는?

① 1% ② 2% ③ 3% ④ 4% ⑤ 5%

22. 우울증(조울증) 치료 약물은?

① Phenobabital ② digoxin ③ amikacin
④ caffeine ⑤ lithium

23. 간접 빌리루빈은 어떤 단백질과 결합하여 간으로 이동하는가?

① γ-globulin ② β-globulin ③ Albumin
④ α-globulin ⑤ α-fetoprotein

24. Amylase 활성을 특히 촉진하는 것은 어느 것인가?

① K^+ ② C^{1-} ③ Hg^+ ④ Cu^{2+} ⑤ Mg^{2+}

25. 0.01N HCl 용액을 1,000배 희석했을 때의 pH는?

① 2 ② 3 ③ 4 ④ 5 ⑤ 6

26. 뼈흡수표지자로 이용되는 것은?

① AST ② CEA ③ NTX, CTX
④ CA-125 ⑤ PSA

27. Cholinesterase의 임상학적 의의는?

① 당뇨병에서 감소
② 신증후군에서 감소
③ 간질환, 유기인제제 중독에서 감소
④ 간세포암에서 증가
⑤ 심근경색에서 증가

03 모의고사 3회

1. 단기영양지표로서 이용되는 혈장 단백질은?

① 알부민 ② 합토글로불린 ③ 헤모펙신
④ 트랜스타이레틴 ⑤ α_1-항트립신

2. 전기삼투의 영향을 가장 많이 받는 단백질 분획은?

① 알부민 ② α_1-글로불린 ③ α_2-글로불린
④ β-글로불린 ⑤ γ-글로불린

3. VLDL은 주로 무엇을 운반하는가?

① 외인성 Triglyceride (중성지방) ② 아포지질단백질
③ 내인성 Triglyceride ④ 유리형 콜레스테롤
⑤ 에스터형 콜레스테롤

4. 말초조직의 콜레스테롤을 간으로 운반하는 것은?

① 킬로미크론 ② VLDL ③ IDL ④ LDL ⑤ HDL

5. 다음 중 비환원당 (즉, 구리(II)나 철(III)을 환원시키지 못함)은?

① Sucrose ② Fructose ③ Lactose
④ Maltose ⑤ Glucose

6. 생성되는 물질이 NADPH (또는 NADH)이고 이것을 340 nm에서 측정하는 방법은?

① GOD법
② GOD-POD법
③ Hexokinase (HK) 법
④ GOD-과산화수소 전극법
⑤ Glucose dehydrogenase 법

7. 간성 혼수가 일어나는 것은 혈액에 어떤 물질이 증가했기 때문인가?

① 요소 ② 암모니아 ③ 크레아티닌 ④ 크레아틴 ⑤ 요산

8. 통풍 (gout)과 관련된 비단백질소는?

① 요소 ② 요산 ③ 암모니아 ④ 크레아티닌 ⑤ 크레아틴

9. 양극으로 가장 빨리 이동하는 LD1이 증가하는 상태는?

① 바이러스성 간염 ② 악성 빈혈 ③ 근육주사 시
④ 뼈대근육 손상 ⑤ 폐색전증

10. LD는 신체의 거의 모든 조직에 분포하기 때문에 총 LD 활성을 측정하는 것보다 LD 동종효소를 측정하는 것이 더 유용하다. LD_4 및 LD_5의 증가와 관련이 있는 질환은?

① 급성 간 질환 ② 급성 심근경색 ③ 폐경색
④ 췌장염 ⑤ 뼈 질환

11. 분석물질과 시약의 연결이 옳은 것은?

① P-몰리브덴산 ② Ca-바소페난트롤린 ③ Mg-디페닐카바존
④ Cl-타이탄엘로우 ⑤ Fe-자이리딜블루

12. pCO_2 전극에 이용되는 전극은?

① 효소막 전극 ② 반투과성 Teflon막과 유리막 전극
③ 폴리프로필렌막 전극 ④ 발리노마이신 전극
⑤ 크라운에터 전극

13. 인체에서 완충작용이 가장 큰 완충계는?

① 인산염/인산 ② 아세트산염/아세트산
③ 혈장 단백질 ④ 탄산수소이온(HCO_3^-)/탄산 (H_2CO_3)
⑤ 헤모글로빈

14. 혈액가스 분석기로 직접 측정되는 것은?

① pH, 총CO_2, HCO_3^-
② pCO_2, HCO_3^-, pO_2
③ pH, pCO_2, pO_2
④ pH, 총 CO_2, pCO_2
⑤ 총CO_2, HCO_3^-, pO_2

15. 우리딜이인산 글루쿠로닐기 전이효소 (UDPG)의 완전 또는 부분 결핍으로 인하여 비결합형 빌리루빈이 증가하는 것은?

① 용혈성 황달
② 폐쇄성 황달
③ 크리글러-나야르증후군 (Crigler-Najjar)
④ 질베르 증후군 (Gibert)
⑤ 듀빈-존슨 증후군 (Dubin-Johnson)

16. PSP (Phenolsulfornaphthalein) 시험의 목적은?

① 콩팥 몸쪽 요세관 배설 기능검사
② 콩팥 토리 여과 기능검사
③ 간 배설 기능검사
④ 이자액 생성 기능검사
⑤ 부갑상샘 기능검사

17. 아이오딘 (요오드)을 함유하고 있는 것은?

① 칼시토닌
② 옥시토신
③ 티록신
④ 아드레날린
⑤ 레닌

18. 종양 표지자와 해당 암을 옳게 연결한 것은?

① CEA-난소암
② AFP-폐암
③ CA 125-간세포암
④ CA 15-3-전이성 유방암
⑤ CA 19-9-방광암

19. 리튬은 어떤 작용이 있는 약물인가?

① 경련 억제
② 우울증 억제
③ 기관지 확장
④ 면역 억제
⑤ 심장 활성

20. 응고시간의 지연과 영아에서의 출혈은 어떤 비타민의 결핍에서 일어나는가?

① 리보플라빈 ② 피리독신 ③ 토코페롤 ④ 메나퀴논 ⑤ 나이아신

21. Henderson-Hasselbalch식은?

① pKa = pH + log([산]/[염기])
② pKa = pH + log([염기]/[산])
③ pKa = pH + log([산]/[산])
④ pH = pKa + log([산]/[염기])
⑤ pH = pKa + log([염기]/[산])

22. pH 6과 pH 9의 차이는?

① 10배 ② 100배 ③ 1,000배 ④ 10,000배 ⑤ 100,000배

23. 포도당 90 mg/dL를 SI 단위로 나타내면? 단, 포도당의 분자량은 180으로 한다.

① 0.2 mol/L
② 0.5 mol/L
③ 2 mmol/L
④ 5 mmol/L
⑤ 10 mmol/L

24. 점도가 높은 용액을 사용하는데 적합한 피펫은?

① 용량 피펫
② 혈청학적-계량 피펫
③ 반자동 마이크로 피펫
④ 오스트발트-폴린 피펫
⑤ 모아형-계량 피펫

25. 혈청 성분 측정 시 심한 용혈이 있을 경우 증가하는 성분은?

① 칼륨 ② 포도당 ③ 나트륨 ④ 요소질소 ⑤ 요산

26. 원자흡광광도계 (AAS)의 광원은?

① 수은램프
② 크세논램프
③ 텅스텐램프
④ 중수소램프
⑤ 속빈음극램프

27. 표준시약이 잘못되었을 때 나타나는 오차는?

① 계통오차 ② 우연오차 ③ 돌발오차 ④ 사무적 오차 ⑤ 검사실 과오

04 모의고사 4회

1. 헤모글로빈과 결합하며, α_2-글로불린 분획에 위치하는 단백질은?

① 헤모펙신
② 트랜스페린
③ 트랜스티레틴 (transthyretin)
④ 세룰로플라스민
⑤ 합토글로빈 (haptoglobin)

2. 단백질의 densitogram에서 간경화증의 전형적인 특징은?

① 알부민 대폭 증가
② α_1-글로불린 증가
③ α_2-글로불린 증가
④ β-글로불린 감소
⑤ γ-글로불린의 증가로 β-γ 가교 (bridging) 형성

3. HDL의 주요 아포지질단백질은?

① Apo A-I
② Apo B-100
③ Apo C-II
④ Apo C-III
⑤ Apo E

4. 지질단백질 중 중성지방의 함량 비율이 제일 많은 것은?

① HDL
② Chylomicron
③ VLDL
④ LDL
⑤ IDL

5. 포도당과 GOD가 반응하면 H_2O_2와 무엇이 생성되는가?

① 글루코사민
② 글루쿠론산
③ 글루콘산 (Gluconic acid)
④ 글루카르산
⑤ Maltose

6. 심한 당뇨병에서 나타날 수 있는 혈액의 산-염기 상태는?

① 대사성 산증
② 대사성 알카리증
③ 호흡성 산증
④ 호흡성 알카리증
⑤ 세뇨관성 산증

7. 유리에이스(urease)와 글루탐산 탈수소 효소(glutamate dehydrogenase, GLDH)를 사용하여 요소 질소를 측정할 때 위양성을 일으킬 수 있는 내재성 물질은?

① 암모니아 ② 크레아티닌 ③ 크레아틴 ④ 요산 ⑤ 포도당

8. 퓨린 염기인 아데닌과 구아닌의 최종 대사산물은?

① 요소 ② 요산 ③ 알란토인 ④ 암모니아 ⑤ 크레아틴

9. 효소 분류에서 LD는 어느 것에 속하는가?

① 연결 효소 ② 전이 효소 ③ 이성질화 효소
④ 가수 분해 효소 ⑤ 산화 환원 효소

10. 급성 췌장염에서 유의하게 증가하는 효소 두 가지는?

① amylase와 ALP ② lipase와 ACP ③ ALP와 ACP
④ amylase와 lipase ⑤ AST와 ALT

11. 혈청 철 측정시 발색시약은?

① 아스코르브산 ② 티오글리콜산 ③ 아황산나트륨
④ 바소페난트롤린 ⑤ 탄산마그네슘

12. 칼슘(Ca^{2+})과 관련이 없는 것은?

① 칼시토닌 ② PTH ③ ortho-CPC
④ 테타니(tetany) ⑤ 세로토닌

13. 혈액가스 검체가 공기에 노출될 때 일어나는 변화는?

① pO_2와 pH↑, pCO_2↓
② pO_2와 pH↓, pCO_2↑
③ pO_2↑, pH와 pCO_2↓
④ pO_2↓, pH와 pCO_2↑
⑤ pO_2, pH, pCO_2 모두↑

14. pCO_2의 변화없이 HCO_3^-가 증가하는 상태는?

① 호흡성 산증 ② 호흡성 알카리증 ③ 대사성 산증
④ 대사성 알카리증 ⑤ 신세뇨관성 산증

15. 신장질환 검사와 관련된 검사항목은?

① ALT, ALP, LD, LPS ② ALP, ChE, LD, AMS ③ Ccr, BUN, GFR
④ ALT, ALP, ChE, AMS ⑤ ChE, LD, LPS, AMS

16. 간의 색소배설기능검사로 정체율과 소실률을 측정하기 위해 사용하는 물질은?

① ALT ② BUN ③ ICG ④ PSP ⑤ Albumin

17. 에피네프린과 노르에피네프린의 최종 분해산물은?

① 인슐린 ② 노르에피네프린 ③ 에피네프린
④ 도파민 ⑤ 바닐린만델산 (VMA)

18. 티록신 (T4)은 생물학적으로 더 활성이 있는 어떤 호르몬으로 전환되는가?

① Thyroblobulin ② TSH ③ Triiodothyronine
④ thyrotropin-releasing hormone ⑤ PTH

19. 기관지를 확장하는 데 사용되는 약물은?

① 테오필린 (Theophyline) ② 페니토인 (Phenytoin)
③ 아미카신 (Amikacin) ④ 리도카인 (Liocaine)
⑤ 타크로리무스 (Tacrolimus)

20. 폐경기 여성에서 현저히 증가하며, 에스트로젠등 뼈흡수 억제제에 민감하게 반응하며, 골다공증 치료제인 비스포스포네이트에 대한 다른 뼈 대사 표지자보다 조기 민감하게 반응하는 것은?

① Osteolcalcin ② NTx, CTx ③ TRAP
④ BAP ⑤ Pyr, Dpyr

21. 칼슘 10 mg/dL는 몇 노르말 농도(mEq/L)인가? 단 칼슘의 원자량은 40으로 한다.

① 0.25 ② 0.5 ③ 2.5 ④ 5 ⑤ 10

22. 크레아티닌 클리어런스 (mL/min)을 구하면?

〈결과〉 Urine creatinine: 120 mg/dL, Plasma creatinine: 1.5 mg/dL
Urine Volume: 1,800 mL/24 hours

① 100 ② 144 ③ 156 ④ 225 ⑤ 250

23. 평균치가 100 mg/dL, 표준편차가 2 mg/dL일 때 변동계수 (CV)는?

① 1% ② 2% ③ 3% ④ 4% ⑤ 5%

24. Osmometer로 측정한 삼투압은?

① 입자의 분자량에 비례한다.
② 입자의 수에 비례한다.
③ 용액의 양에 비례한다.
④ pH에 비례한다.
⑤ 용액의 온도에 비례한다.

25. 측정치가 정규분포에서 평균치± 2SD를 취할 때 전체 측정치의 약 몇 %가 포함되는가?

① 30% ② 50% ③ 70% ④ 95.5% ⑤ 99.5%

26. "환자의 이전 측정치와 현재 측정치를 비교하여 환자의 상태 변화를 파악하고, 그 변화의 폭이 일정한 범위를 벗어나면 재검사를 한다"를 설명하는 것은?

① Panic check ② Delta check ③ 정상자 평균치법
④ Number plus법 ⑤ 누화법

27. 수광부의 위치가 큐벳과 수평이 아닌 일정한 각도를 이루며 구성된 것은?

① 원자흡광분광광도계 ② 형광광도계 ③ 분광광도계
④ 화학발광계 ⑤ 탁도계

05 모의고사 5회

1. 황산구리 ($CuSO_4 \cdot 5H_2O$), NaOH에 녹인 KI, 타르타르칼륨나트륨으로 구성된 시약을 사용하는 총 단백질 측정법은?

① 켈달법 ② 뷰렛법 ③ 야페(Jaffe) 법
④ 자외부법 ⑤ 디아조 시약법

2. 혈청단백질을 전기영동할 때 양극으로 가장 빨리 이동하는 것은?

① 알부민 ② α_1-글로불린 ③ α_2-글로불린
④ β-글로불린 ⑤ γ-글로불린

3. 콜레스테롤의 함량의 가장 많은 지단백질은?

① 킬로미크론 ② VLDL ③ IDL ④ LDL ⑤ HDL

4. 유리형 콜레스테롤을 에스터형 콜레스테롤로 전환시키는 효소인 LCAT (lecithin cholesterol acyl transferase)의 작용을 활성화하는 것은?

① Apo A-I ② Apo A-II ③ Apo B-100
④ Apo C-II ⑤ Apo E

5. 8-12주 (2-3개월)전의 평균 혈당치를 반영하는 검사는?

① 경구 당부하시험 ② 혈당 ③ 요당
④ HbA1c ⑤ Fructosamine

6. 혈당 측정용 진공관에 포함되어 있는 성분은?

① SST gel ② EDTA ③ Heparin
④ 시트르산염 ⑤ 플루오린화나트륨 (NaF)

7. 크레아티닌은 어떤 전구체 물질로부터 형성되는가?

① 뉴클레오사이드　② 요소　③ 요산
④ 오르니틴　⑤ 크레아틴

8. 요산 측정시 다음 반응식에서 (　)들어가는 물질은?

Uric acid + O_2 + $2H_2O$ → ( ) + CO_2 + H_2O_2 (여기서 사용된 효소는 Uricase)

① 크레아틴　② 암모니아　③ 요소
④ Allantoin　⑤ 사르코신 (sarcosine)

9. AST와 ALT의 조효소는?

① 아스코르브산　② NADH　③ NADPH
④ 피리독살인산 (PALP)-비타민 B_6 유도체　⑤ 비타민 B_{12}

10. 냉장온도에 민감해서 실온에 보관해야 하는 것은?

① LD4, LD5　② AST, ALT　③ Amlyase, lipase
④ CK1, CK2　⑤ ACP, ALP

11. 미카엘리스-멘텐 정수 (K_m)은?

① 1/2 V_{max}에 대한 기질의 농도이다.
② 2 V_{max}에 대한 기질의 농도이다.
③ 1/2 V_{max}에 대한 효소의 농도이다.
④ 1/3 V_{max}에 대한 기질의 농도이다.
⑤ 1/4 V_{max}에 대한 기질의 농도이다.

12. 혈청 칼슘을 측정하는 시약은?

① σ-CPC　② 칼마가이트　③ 바소페날트롤린
④ 페로자인　⑤ 몰리브덴산암모늄

13. 전해질 중 세포외액에서 가장 주가 되는 양이온과 음이온은?

① 양이온-Sodium, 음이온-Chloride
② 양이온-Potassium, 음이온-Chloride
③ 양이온-Calcium, 음이온-Chloride
④ 양이온-Magnesium, 음이온-Chloride
⑤ 양이온-Iron, 음이온-Chloride

14. 신체가 지질 (lipid)을 저장하는 기본 형태는?

① Glycerol ② TG ③ Cholesterol
④ fatty acids ⑤ chylomicron

15. Henderson-Hasselbalch식에서 (ⓐ) 가 변화가 있으면 대사성에 문제가 있고 (ⓑ)이 변화하면 호흡에 문제가 있는 것이다. 차례로 알맞은 것은?

① ⓐ: pKa, ⓑ: H_2CO_3 ② ⓐ: H_2CO_3, ⓑ: pKa
③ ⓐ: HCO_3^-, ⓑ: H_2CO_3 ④ ⓐ: H_2CO_3, ⓑ: HCO_3^-
⑤ ⓐ: HCO_3^-, ⓑ: pKa

16. 유리형 빌리루빈 (Indirect bilirubin)은 무엇과 결합하여 간으로 이동하는가?

① 알부민 ② 트랜스페린 ③ 트렌스티레틴
④ 합토글로빈 ⑤ 세룰로플라스민

17. 빌리루빈 측정법 Jendrassik-Grof 법에서 반응 촉진제는?

① Ascorbic acid ② Caffein ③ Sulfanilic acid
④ Chloroform ⑤ Methanol

18. 혈액의 양이 저하되거나 혈압이 떨어지면 토리 곁 세포가 자극을 받아 레닌 (renin)을 생성하는데 이 레닌은 간에서 생성한 안지오테시노젠 (angiotensinogen)을 안지오텐신 I (antiotensin I)으로 전환시킨다. 그 다음 ACE (angiotensin converting enzyme)에 의해 안지오텐신 II로 전환되고 이것은 부신 겉질에 작용하여 무엇을 분비하는가?

① 인슐린 ② 글루카곤 ③ 알도스테론
④ 에스트로젠 ⑤ 에스트라디올

19. 종양 표지자와 해당 암을 연결한 것 중 틀린 것은?

① 전립샘암-PSA　② 이자암-CA 19-9　③ 대장암-CEA
④ 간세포암-AFP　⑤ 유방암-CA 125

20. 펠라그라 (Pellagra)는 어떤 비타민의 결핍에 의해 초래하는가?

① 비타민 A　② 토코페롤　③ 판토텐산　④ 나이아신　⑤ 비타민 E

21. NaOH 1 M 용액 500 mL를 만드는 데 필요한 NaOH의 양은? (단, NaOH의 분자량은 40)

① 1.0 gram　② 2.0 gram　③ 4.0 gram　④ 20.0 gram　⑤ 40.0 gram

22. 헤파린리튬 진공채혈관을 사용하는 검사는?

① AST　② 지질　③ Blood gas　④ Phospholipid　⑤ Lipase

23. 다음 SI 기본단위로 옳은 것은?

① 농도 - N　② 길이 - m　③ 질량 - g　④ 온도 - ℃　⑤ 광도 - A

24. 2 M H_2SO_4 10mL를 중화하는데, 1 M NaOH는 얼마나 필요한가?

① 5 mL　② 10 mL　③ 20 mL　④ 40 mL　⑤ 100 mL

25. 일내 변동이 큰 혈청 성분은?

① 철　② 크레아티닌　③ 요소　④ 총 단백질　⑤ 칼슘

26. 다음 중 혈구 내의 농도가 더 높은 것은?

① 나트륨　② 염소　③ 칼륨　④ 인　⑤ 칼슘

27. 모세관 전기영동은 어떠한 원리에 기초하는가?

① 전하의 세기　② 전기삼투　③ 항원항체 결합
④ 정지상에 대한 친화력　⑤ 이온의 양

06 모의고사 6회

1. 갑상선 호르몬과 결합하는 트랜스티레틴 (transthyretin)의 분획위치는?

① 알부민
② α_1-글로불린
③ α_2-글로불린
④ 프리알부민 (prealbumin)
⑤ γ-글로불린

2. 뷰렛반응에서 알카리에서 단백질이 무엇과 반응하여 청자색의 킬레이트 화합물을 형성하는가?

① Na^+ ② Zn^{2+} ③ Cu^{2+} ④ Mg^{2+} ⑤ Cl^-

3. 전기영동 이후에 단백질을 염색하는 염료는?

① Fat red 7B
② Sudan black 10B
③ Ponceau S
④ Oil red O
⑤ Prussian blue

4. 초고속 원심분리에 의해 분류된 지단백질 중에서 α-지단백질에 해당되는 것은?

① 킬로미크론 ② VLDL ③ IDL ④ LDL ⑤ HDL

5. HDL이 낮고 LDL이 높을 때 어떤 질환의 위험을 예측할 수 있는가?

① 췌장염
② 당뇨병
③ 관상동맥질환
④ 고지혈증
⑤ 간암

6. 혈당 측정용 진공채혈관에는 항응고제로 NaF가 들어있는데 여기서 F는 해당과정의 어떤 효소를 억제하는가?

① Hexokinase
② Phosphoglucomutase
③ Enolase
④ Aldolase
⑤ Pyruvate kinase

7. 뼈에서 phosphate와 결합하는 것은?

① Potassium ② Iron ③ Calcium
④ Magnesium ⑤ Chloride

8. 환자가 심각한 혼수상태에 빠졌는데 의사는 간 손상으로 인한 것으로 판단하고 어떤 검사를 실시하였는가?

① 암모니아 ② ALT ③ ALP ④ GGT ⑤ Uric acid

9. 알카리 하에서 Picric acid와 반응하여 황적색을 형성하는 야페반응 (Jaffe)으로 측정하는 것은?

① 크레아티닌 ② 크레아틴 ③ 요산 ④ 아미노산 ⑤ 암모니아

10. CK 전기영동에서 CK-MM과 CK-MB가 상승했다면 가장 관련있는 질환은?

① 뇌종양 ② 근육 dystrophy ③ 심근경색
④ 바이러스성 간염 ⑤ 알코올성 간염

11. 효소의 활성제의 연결이 잘못된 것은?

① AST-P5P(or PALP) ② ALP-Mg ③ CK-Mg
④ Amylase-Cl ⑤ 전립샘 유래 ACP-타르타르산

12. 효소의 국제단위(1 IU)는?

① 단위시간에 분해하는 기질 mg수로 표시
② 단위 검체 내 함유한 효소의 양으로 표시
③ 일정량의 기질을 완전히 분해하는 시간으로 표시
④ 단위시간에 생성된 생성물의 양으로 표시
⑤ 시료 1L중에서 1분동안 기질 1 μmol을 생성물로 변화시킬수 있는 효소의 양

13. 연결이 <u>틀린</u> 것은?

① LD_1:심근경색 ② AST:B형 간염 ③ CK-MB: 심근경색
④ Amylase (AMS): 급성 췌장염 ⑤ LD_5: 콩팥 질환

14. Titan yellow법, Xylidyl blue법등으로 측정하는 전해질은?

① Na^{+} ② K^{+} ③ Cl^{-} ④ Mg^{2+} ⑤ Ca^{2+}

15. σ-CPC법으로 Ca을 측정할 때, Mg의 방해를 막기위한 시약은?

① EDTA ② EGTA ③ 8-하이드록시퀴놀린
④ Ascorbic acid ⑤ 자일리딜블루

16. 혈액가스 분석에 일반적으로 많이 이용되는 검체는?

① 정맥혈 ② 동맥혈 ③ 모세관혈 ④ 혈청 ⑤ 소변

17. 적혈구에서 탄산수소이온이 빠져나갈 때 적혈구의 내부의 전기적 중성을 유지하기 위해 혈장에서 어떤 전해질이 적혈구로 들어오는가?

① Na ② K ③ P ④ Mg ⑤ Cl

18. Creatinine clearance, Ccr 계산에 필요한 요소가 아닌 것은?

① 환자의 체표면적 ② 1분당 소변량 ③ 혈장 크레아티닌
④ 소변 크레아티닌 ⑤ 단백질 섭취량

19. 빌리루빈 형성과정에서 빌리루빈 바로 전단계의 물질은?

① 우로빌리노겐 ② 빌리버딘 (biliverdin) ③ 빌리루빈 글루쿠로나이드
④ 우로빌린 ⑤ 헴

20. 스테로이드 호르몬이 아닌 것은?

① 프로제스테론 ② 에스트로겐 ③ 테스토스테론
④ 코르티솔 ⑤ 인슐린

21. CoA (조효소 A)를 만드는 비타민은?

① 판토텐산 (비타민 B_5) ② 비타민 B_1 ③ 비타민 C
④ 피리독신 ⑤ 비타민 B_{12}

22. 발작을 관리하기 위해 사용되는 항간질액 (항경련제)은?

① 디곡신 ② 아세트아미노펜 ③ 리튬
④ 디기톡신 ⑤ 페니토인

23. 같은 장비와 시약을 사용하는 검사실간의 값을 비교하여 정확도를 차이가 얼마나 있는지 보는 방법은?

① 회귀식 ② 회수율 ③ 변동계수
④ 표준편차지수 (SDI) ⑤ 상관계수

24. 정밀도 (동일한 관리혈청을 반복 측정했을 때 값들이 얼마나 일치하는지 여부)와 관계 깊은 것은 무엇인가?

① 정확도 ② 특이도 ③ 민감도 ④ 재현성 ⑤ 난이도

25. 이동상으로 헬륨, 질소 또는 아르곤 같은 기체를 사용하여 시료 중의 기화할 수 있는 분자량이 작은 무기화합물 혹은 유기화합물을 분리하는 분석법은?

① 전기영동 ② 박층 크로마토그래피 ③ 질량분석
④ 가스크로마토그래피 ⑤ HPLC

26. 유리전극을 사용하는 pH meter에 응용되고 있는 원리는?

① 지시약의 흡광도 ② 표준액과 피검 용액의 투과율 비교
③ 전위차의 변화 ④ 삼투압의 변화
⑤ 전도도의 변화

27. 0.0001M NaOH의 pH는?

① 2 ② 3 ③ 10 ④ 12 ⑤ 4

07 모의고사 7회

1. 시료를 진공중에서 이온화하여, 전하를 띤 입자의 질량과 전하량의 비 (m/z)를 측정하는 분석법은?

① 크로마토그래피 ② 전기영동 ③ 질량분석
④ 화학발광분석 ⑤ 효소면역 측정법

2. 광원이 없는 것은?

① 분광광도계 ② 원자흡광광도계 ③ 형광광도계
④ 반사율광도계 ⑤ 화학발광분석기

3. 투과율이 10%일 때 흡광도는?

① 0.1 ② 0.5 ③ 1.0 ④ 1.5 ⑤ 0

4. 검체 보존 시 빛에 노출되지 않도록 해야 하는 것은?

① 빌리루빈 ② 요산 ③ 요소 ④ 크레아티닌 ⑤ Glucose

5. 20 mL의 0.1 N NaOH를 중화하는데 1 N HCl이 얼마나 필요하는가?

① 2 ml ② 3 ml ③ 4 ml ④ 10 ml ⑤ 20 ml

6. 혈청 성분 측정 시 심한 용혈이 있을 경우 감소하는 성분은?

① 칼륨 ② 젖산 탈수소 효소 ③ 나트륨
④ 인산염 ⑤ 마그네슘

7. 바르게 연결된 것은?

① deci - 10^{-2} ② nano - 10^{-6} ③ pico - 10^{-9}
④ atto - 10^{-12} ⑤ femto - 10^{-15}

8. 산염기 적정시 사용되는 기구는?

① Volumetric flask (용량 플라스크) ② 비커
③ 파이펫 ④ 삼각 플라스크
⑤ 뷰렛

9. 발리노마이신 전극으로 측정하는 것은?

① Na^+ ② Cl^- ③ Ca^{2+} ④ K^+ ⑤ H^+

10. 심근 수축력과 속도를 높여서 선천성 심부전과 심부정맥을 치료하는 데 사용되는 심장 글리코사이드 (glycoside)는?

① 디곡신 (digoxin) ② 아세트아미노펜 ③ 리튬 (lithium)
④ 테오필린 (theophylline) ⑤ 페니토인 (phenytoin)

11. 부신 겉질(피질)에서 합성되는 호르몬은?

① 아드레날린 ② 알도스테론 ③ 인슐린 ④ 티록신 ⑤ 멜라토닌

12. 노화 적혈구를 파괴하여 빌리루빈을 형성하는 곳은?

① 지라 ② 콩팥 ③ 직장 ④ 폐 ⑤ 이자

13. 헴이 빌리버딘으로 빌리버딘이 빌리루빈으로 전환될 때 사용되는 각각의 효소는?

① heme reductase-biliverdin reductase
② heme oxygenase-biliverdin oxygenase
③ heme reductase-biliverdin oxygenase
④ heme oxygenase-biliverdin reductase
⑤ biliverdin oxygenase-heme reductase

14. 호흡성 산증에서 어떠한 보상기전을 통해 무엇이 증가하는가?

① 호흡수 ② 암모니아 형성 ③ 혈액 pCO_2
④ 혈장 탄산수소 이온농도 ⑤ H_2CO_3

15. 공기와 완전히 차단된 혈액 검체를 2시간 이상 실온에 방치할 경우의 변화는?

① pO_2↑, pH↑, pCO_2↓
② pO_2↓, pH↓, pCO_2↓
③ pO_2↓ pH↓, pCO_2↑
④ pO_2↑, pH↓, pCO_2↑
⑤ pO_2↑, pH↑, pCO_2↑

16. 무기인 측정에 사용되는 시약은?

① σ-CPC
② 칼마가이트
③ 바소페날트롤린
④ 페로자인
⑤ 몰리브덴산암모늄

17. 환자가 근육 흥분성이 증가하는 테타니 (tetany)를 겪고 있다면 어떤 검사를 해야하는가?

① 칼슘 ② Glucose ③ 요소 ④ CK ⑤ BUN

18. AST와 ALT는 다음 어느 질환에서 상승하는가?

① 근육 퇴행위축
② 바이러스성 간염
③ 당뇨병
④ 감염성 단핵구증
⑤ 다발성 골수종

19. NAD를 조효소로 사용하는 효소는?

① Amylase
② Lactate Dehydrogenase
③ Lipase
④ ACP
⑤ ALT

20. 만성 알코올 중독자에서 증가하는 효소는?

① ACP ② GGT ③ ChE ④ Amylase ⑤ Lipase

21. 효소반응에서 비경쟁적저해가 있을 때 K_m과 V_{max}의 변화는?

① K_m 증가, V_{max} 증가
② K_m 변화없음, V_{max} 감소
③ K_m 감소, V_{max} 증가
④ K_m 증가, V_{max} 변화없음
⑤ K_m 변화없음, V_{max} 증가

22. 사구체(토리)여과율을 구하기 위해 측정하는 성분은?

① 요소 ② 요산 ③ 크레아틴 ④ 크레아티닌 ⑤ 아미노산

23. 당뇨병 진단에 유용한 검사가 아닌 것은?

① 당화헤모글로빈 검사
② OGTT (경구 포도당 내성검사)
③ 당부하 시험
④ 요단백 검사
⑤ 요당 검사

24. 혈당치가 80 mg/dL인 건강한 사람의 뇌척수액의 Glucose의 값은 약 얼마인가?

① 25 mg/dL ② 50 mg/dL ③ 80 mg/dL
④ 100 mg/dL ⑤ 150 mg/dL

25. 비중이 가장 큰 것은?

① 킬로미크론 ② VLDL ③ IDL ④ LDL ⑤ HDL

26. 다음 중 구리를 수송하는 단백질과 결핍시의 질병은?

① 세룰로플라스민-간경화증
② 트랜스티레틴-다발성 골수종
③ 합토글로빈-다운증후군
④ 세룰로플라스민-윌슨병
⑤ 알부민-쿠싱 증후군

27. 셀룰로스 아세트산막으로 혈청 단백질을 전기영동할 때, 사용하는 완충용액과 pH는?

① 바비탈 완충용액, pH 8.6
② 인산 완충용액, pH 7.0
③ 트리스 완충용액, pH 7.2
④ 석신산 완충용액, pH 4.2
⑤ 글라이신 완충용액, pH 10.0

08 모의고사 8회

1. 면역글로불린과 CRP (C-reactive protein)가 위치하는 단백질의 분획은?

① 알부민 ② α_1-글로불린 ③ α_2-글로불린
④ β-글로불린 ⑤ γ-글로불린

2. β-분획에 있으며 혈청 철을 운반하는 단백질은?

① 알부민 ② 헤모펙신 ③ 합토글로불린
④ 트랜스페린 ⑤ α_1-항트립신

3. 단클론성 감마글로불린병 (monoclonal gammopathy)의 대표적인 질환은 다발성 골수종 (multiple myeloma)인데 여기서 보여지는 densitogram의 대표적인 특징은?

① 알부민의 증가 ② α_1-글로불린 감소
③ α_2-글로불린 감소 ④ β-글로불린 증가
⑤ γ-글로불린 증가 (특히, IgG등)

4. 지방 섭취 후 혈청이 상층에 우유처럼 (milky) 혼탁해졌다. 무엇 때문인가?

① 빌리루빈 ② 콜레스테롤 ③ Chylomicron
④ 인지질 ⑤ VLDL

5. LDL의 주요 아포지질단백질은?

① Apo A-I ② Apo B-100 ③ Apo C-II
④ Apo C-III ⑤ Apo E

6. 인슐린과 췌장에서 거의 동시에 그리고 거의 동일한 양으로 방출하여 이 검사는 신체가 얼마나 많은 인슐린을 만들고 있는지를 보여준다. 여기에서 해당되는 검사는?

① 1,5-AG test ② Fructosamine test ③ 당화헤모글로빈 검사
④ C-peptide test ⑤ OGTT (oral glucose tolerance test)

7. 채혈 후 혈액검체를 바로 얼음에 놓고 아미노산의 탈아미노 반응을 억제하기 위해 가능한 빨리 원심분리를 해야하는 항목은?

① 콜레스테롤 ② 암모니아 ③ 요소 ④ 알부민 ⑤ 중성지방

8. 심근손상(cardiac muscle injury)이 왔을 경우 어떤 CK동종효소가 상승하는가?

① CK-MM ② CK-MB와 CK-MM ③ CK-BB
④ CK-MB와 CK-BB ⑤ CK-MB

9. 전립선암을 진단하기 위해 측정하는 효소는?

① ALP ② Amylase ③ Lipase
④ Acid phosphatase ⑤ ALT

10. 급성 심근경색에서 증가하는 AST, CK, LD 중 빨리 증가하는 순서대로 바르게 나열한 것은?

① AST > LD > CK ② CK > LD > AST ③ CK > AST > LD
④ LD > CK > AST ⑤ LD > AST > CK

11. 혈청을 육안으로 관찰했을 때 약간만 빨간색이 보여도 값이 크게 상승하는 것은?

① Na^+ ② K^+ ③ Cl^- ④ HCO_3^- ⑤ Ca^{2+}

12. Sodium과 Potassium의 정상치는? (단위는 mmol/L)

① Na=35-45, K=3.5-4.5 ② Na=135-145, K=35-45
③ Na=135-145, K=3.5-4.5 ④ Na=150-170, K=3.5-4.5
⑤ Na=135-145, K=0.35-0.45

13. 심한 설사가 일어나면 혈액의 상태는?

① 대사성 산증 ② 호흡성 산증 ③ 대사성 알카리증
④ 호흡성 알카리증 ⑤ 대사성 중증

14. 37℃에서 동맥혈의 pH 기준범위는?

① 7.28-7.34 ② 7.33-7.37 ③ 7.35-7.45
④ 7.45-7.50 ⑤ 7.50-7.60

15. 간에서 빌리루빈은 무엇으로 전환되는가?

① 우로빌리노젠 ② 우로빌린
③ 빌리루빈-알부민 복합체 ④ 빌리루빈 다이글루쿠로나이드
⑤ 빌리버딘

16. 가장 활성이 높은 에스트로젠은?

① 에스트리올 (E3) ② 에스트라디올 (E2)
③ 에스트론 (E1) ④ 16α-하이드록시에스트론
⑤ 안드로스테네디온

17. 다음 중 펩타이드 호르몬은?

① 아드레날린 ② 코르티솔 ③ 티록신
④ 테스토스테론 ⑤ 인슐린

18. 비타민 D 대사에 중요한 역할을 하는 조직은?

① 지라 ② 이자 ③ 갑상샘 ④ 피부 ⑤ 간

19. 장기 이식, 특히 간 이식에 사용되는 면역억제제는?

① 테오필린 ② 페니토인 ③ 타크로리무스
④ 겐타마이신 ⑤ 디곡신

20. 뼈 형성 표지자는?

① 오스티오칼신 (osteocalsin) ② 피리디니움
③ NTx ④ CTx
⑤ 디곡신

21. 이동상과 정지상에 대한 물질의 친화성, 즉, 상화작용의 차이에 의해 물질을 분리하는 분석법은?

① 크로마토그래피　② 전기영동　③ 질량분석
④ 화학발광분석　⑤ 효소면역 측정법

22. 임상화학검사에서 아미노산, 카테콜아민, 혈중 약물 그리고 HbA1c등의 측정에 이용되고 분배(partition or gradient)에 의해 용출이 결정되는 분석법은?

① 모세관 전기영동　② 가스 크로마토그래피
③ 고속 액체 크로마토그래피 (HPLC)　④ 효소면역측정법
⑤ 방사면역측정법

23. 빙점 삼투압계는 용액에 포함되어 있는 비이온성 물질 1M이 어는점 몇 oC를 낮추는데 근거하여 삼투압을 측정하는가?

① 0.50℃　② 0.85℃　③ 1.25℃　④ 1.86℃　⑤ 2.45℃

24. 관리 혈청의 혈당 평균이 80 mg/dL이고 2표준편차 (2SD)가 8일 때 변동계수(CV, %)는?

① 0.25　② 2　③ 2.5　④ 4　⑤ 5

25. 25℃에서 pH 10.02를 갖는 pH 표준용액은?

① 옥살산염 표준용액　② 프탈산염 표준용액　③ 인산염 표준용액
④ 붕산염 표준용액　⑤ 탄산염 표준용액

26. 드라이 케미스트리 (dry chemistry)에 사용되는 분석법은?

① 반사율분석　② 탁도분석　③ 질량분석
④ 형광분석　⑤ 원자흡광분석

27. 정맥혈보다 동맥혈의 값이 더 높은 것은?

① 젖산　② Glucose　③ 피르부산
④ pCO_2　⑤ H^+

09 모의고사 9회

1. 혈청에 있는 비단백질 질소 화합물 중 가장 많은 성분은?

① 요산 ② 크레아티닌 ③ 암모니아 ④ 요소 ⑤ 아미노산

2. 심장 활성제는?

① 페노바르비탈 (Phenobarbital) ② 리튬 (lithium)
③ 디곡신 (Digoxin) ④ 겐타마이신 (Gentamycin)
⑤ 사이클로스포린 A (cyclosporin A)

3. 전해질 중 삼투압을 유지시키는데 주된 작용을 하는 양이온은?

① Ca^{2+} ② Na^{+} ③ K^{+} ④ Mg^{2+} ⑤ Fe^{3+}

4. 칼슘 (Ca) 대사를 조절하는 기관은?

① 갑상샘 ② 부갑상샘 ③ 부신겉질 ④ 부신속질 ⑤ 이자

5. 임상화학에서 가장 많이 사용되는 진공채혈관은?

① EDTA 시험관 ② 시트르산 나트륨 시험관
③ 옥살산 나트륨 시험관 ④ 헤파린리튬 시험관
⑤ 젤/응고 촉진제 함유 시험관

6. 어떤 측정치의 평균이 50 mg/dL이고, 3SD가 9 mg/dL일 때 변동계수는 얼마인가?

① 5 ② 6 ③ 10 ④ 20 ⑤ 25

7. 혈당 측정의 기준법 (reference method)은?

① GOD법 ② GOD-POD법
③ Hexokinase (HK) 법 ④ GOD-과산화수소 전극법
⑤ Glucose dehydrogenase 법

8. 1 M 수산화나트륨(NaOH) 용액으로 2 M 황산(H_2SO_4) 10 mL를 중화하는 데 몇 mL가 필요한가?

① 10 ② 20 ③ 40 ④ 60 ⑤ 100

9. 크레아티닌과 피크르산이 알칼리에서 반응하여 적색-오렌지색 복합체를 형성하는 반응이다. 이 반응은 무엇인가?

① 뷰렛반응
② 야페반응 (Jaffe's reaction)
③ 침전반응
④ 효소법
⑤ 크레아티닌 클리어런스 검사법

10. 채혈 후 혈장을 분리하기까지 혈액 검체를 얼음물에 냉각시켜야 하는 검사항목은?

① 콜레스테롤
② Glucose
③ 요소 질소
④ 암모니아
⑤ LD

11. 정상인 혈액이 pH 7.35－7.45를 유지하기위한 H_2CO_3와 HCO_3^-의 비율은?

① 2:5 ② 1:5 ③ 1:10 ④ 20:1 ⑤ 1:20

12. 표준시약, 완충액이나 분석용 시약을 만들 때 사용되는 용량기구는?

① Volumetric flask (용량 플라스크)
② 비커
③ 뷰렛
④ 삼각 플라스크
⑤ 실린더

13. 칼슘, 구리, 납, 마그네슘, 수은, 망간, 니켈, 아연 등과 같은 금속원소를 분석하는데 사용하는 방법은?

① 분광분석
② 탁도분석
③ 염광분석
④ 형광분석
⑤ 원자흡광분석

14. 음식물 섭취 시 장에서 흡수되어 장 점막세포에서 형성되는 지단백질은?

① 킬로미크론 ② VLDL ③ IDL ④ LDL ⑤ HDL

15. 효소반응에서 경쟁적저해가 있을 때의 K_m과 V_{max}에 대한 변화는?

① K_m 증가, V_{max} 증가
② K_m 감소, V_{max} 감소
③ K_m 감소, V_{max} 증가
④ K_m 증가, V_{max} 변화없음
⑤ K_m 변화없음, V_{max} 증가

16. 헤파린-$MgCl_2$ 등을 이용한 침전법으로 측정하는 것은?

① TG ② LDL ③ IDL ④ LDL ⑤ HDL

17. 뷰렛시약으로서 단백질을 측정할 때 종말색이 자색이 되는데 이 색깔의 진하기와 비례하는 것은?

① 단백질의 분자량
② 매질의 pH
③ 펩타이드의 결합수
④ 유리 아미노산
⑤ 단백질의 이온수

18. 비타민 B_{12}의 다른 이름과 함유한 금속은?

① 코발아민-Ca
② 티아민-Mg
③ 리보플라빈-Na
④ 피리독신-K
⑤ 코발아민-Co

19. 분자 내에 칼슘을 함유하고 있으며, Cl^-에 의해 활성화되는 효소는?

① ALP
② Amylase
③ Lipase
④ Acid phosphatase
⑤ ALT

20. 혈액가스 분석을 위한 혈액 검체에 사용되는 항응고제는?

① EDTA
② 헤파린 (주로 액체)
③ NaF
④ 시트르산염
⑤ 옥살산염

21. 트랜스페린 (transferrin)은 혈청 단백질 분획 중 어디에 속해있는가?

① 알부민
② α_1-글로불린
③ α_2-글로불린
④ β-글로불린
⑤ γ-글로불린

22. Diazo 시약의 주성분은?

① Sulfonillic acid, HCl, Sodium nitrite
② 설파닐산 (sulfonillic acid), 질산나트륨
③ 설파닐산, 황산나트륨
④ 황산, 아질산나트륨 (sodium nitrite)
⑤ Sulfonillic acid, NaOH, HCl

23. 투과율이 30%일 때 흡광도는? 단 log3 = 0.477로 한다.

① 0.455 ② 0.523 ③ 0.677 ④ 0.723 ⑤ 1

24. Type I 당뇨병에 대한 설명 중 옳지 않은 것은?

① 췌장의 β-세포가 파괴되어 인슐린의 분비가 거의 없다.
② 자가면역질환과 관계있다.
③ 일반적으로 당뇨병성 산증 (Ketoacidosis)을 보인다.
④ 주로 성인에게 점차적으로 발생됨
⑤ 주로 소아에서 갑작스럽게 발생됨

25. 0.001M NaOH 수용액의 pH는?

① 3 ② 5 ③ 10 ④ 11 ⑤ 14

26. 급성 심근경색을 진단하는 데 유용한 검사만을 열거한 것은?

① AST, LD, CK-MB
② LD, CK-MB, 트로포닌
③ CK-MB, 트로포닌, 마이오글로빈
④ LD, 트로포닌, 마이오글로빈
⑤ ALT, AST, 총 CK

27. 간세포암 (hepatoma)을 진단하는 데 유용한 종양 표지자 2가지의 조합은?

① PSA, PAP
② AFP, CA 125
③ CA 15-5, CA 125
④ AFP, PIVKA-II
⑤ CEA, VMA

10 모의고사 10회

1. 다음 중 amylase 측정 시 활성화제로 작용하는것은?

① Na^{+} ② Cl^{-} ③ K^{+} ④ Mg^{2+} ⑤ Zn^{2+}

2. 혈청 (serum), 요 (urine)의 삼투압 측정 단위(unit)는?

① ppm ② mEg/L ③ kg/dL
④ mOsm/Kg H_2O ⑤ Unit/L

3. 지(질)단백 (lipid protein)의 비중이 낮은 것부터 높은 순으로 배열하면?

① Chylomicron-IDL-VLDL-LDL-HDL
② Chylomicron-VLDL-IDL-LDL-HDL
③ Chylomicron-IDL-VLDL-HDL-LDL
④ Chylomicron-LDL-VLDL-IDL-HDL
⑤ Chylomicron-HDL-VLDL-LDL-IDL

4. 혈청이나 요의 빌리루빈 검사에서 가장 많이 이용되는 검사법은?

① Berthelot 반응 ② Biuret 반응 ③ Diazo 반응
④ Fearon 반응 ⑤ Nessler 반응

5. 급성심근경색 진단에 가장 유용한 검사는?

① AST, LD, CK-MB
② LD, CK-MB, 트로포닌 (troponin)
③ CK-MB, Troponin, 마이오글로빈 (Myoglobin)
④ LD, Troponin, Myoglobin
⑤ ALT, AST, Total CK

6. 콜레스테롤 측정의 COD-POD법에서 유리형 콜레스테롤을 Cholesternone-4-en-3-one으로 전환시키는 효소는?

① Cholesterol esterase ② Cholesterol oxidase
③ Peroxidase ④ Catalase
⑤ Cholesterol ester hydrolase

7. 간, 뼈, 백혈구, 장, 태반에 분포하며, 성장기의 아동과 임산부에서는 정상치가 3배까지 증가되는 검사항목은?

① AST (Asparate aminotransferase) ② ALT (Alanine aminotransferase)
③ ACP (Acid phosphatase) ④ ALP (Alkaline phosphatase)
⑤ GGT (Gamma glutamyl transpeptidase)

8. 빌리루빈 농도를 측정하는 파장(wave length)은?

① 700 nm ② 340 nm ③ 650 nm ④ 550 nm ⑤ 455 nm

9. 콜레스테롤은 몇 개의 탄소로 이루어져 있는가?

① 27 ② 28 ③ 29 ④ 30 ⑤ 12

10. 많은 약물의 대부분은 무엇과 결합하여 운반하는가?

① Albumin ② Globulin ③ Ceruloplasmin
④ IgG ⑤ Transferrin

11. 검체채취 시 주의사항에서 옳지 <u>않은</u> 것은?

① 암모니아는 혈장분리를 하지 않은 경우 장시간 보관시 증가한다.
② 채혈 후 장기간 방치시 혈액 내 포도당은 감소한다.
③ 빌리루빈은 빛에 노출되면 산화되어 감소한다.
④ 장기간 누워있다가 서 있을때는 알부민이 증가한다.
⑤ 포도당은 동맥혈보다 정맥혈이 더 높다.

12. 검사분석에 사용하는 NADH의 최대 흡수파장은?

① 140 nm ② 340 nm ③ 440 nm ④ 540 nm ⑤ 640 nm

13. pH meter의 기준전극에 채워진 액은?

① HCl ② 황산 ③ KCl ④ D.W. ⑤ $HgCl_2$

14. 계통오차의 원인은?

① 시약이나 관리시료의 변질
② 채혈시 부주의로 용혈검체 사용
③ Photometer 광원 불안정
④ 기기의 불안정한 상태
⑤ 검체의 거품 (bubble)

15. 환원성이 없으며 이당류에 속하는 것은?

① Lactose ② Galactose ③ Sucrose
④ Fructose ⑤ Maltose

16. 검사법 중에서 가수분해되어 콜린 (Choline), choline oxidase (COD)를 생성시키는 것은?

① 중성지방 (Triglyceride, TG)
② 유리지방산 (Free fatty acid)
③ 당지질 (Glycolipid)
④ 아미노지질 (Aminolipid)
⑤ 인지질 (Phospholipid)

17. pCO_2의 변화없이 pH, HCO_3^-가 증가하는 상태는?

① 호흡성 산증 ② 호흡성 알카리증 ③ 대사성 산증
④ 대사성 알카리증 ⑤ 당뇨성 산증

18. 500mL 표준액, 규정용액을 제조시 사용하는 가장 적합한 초자(유리)기구는?

① 메스실린더 (measuring cylinder)
② 용량파이펫 (volumetric pipette)
③ 용량플라스크 (volumetric flask)
④ 비이커 (beaker)
⑤ 둥근플라스크 (round bottom flask)

19. 내부 정도관리 챠트에서 결과보고가 가능한 멀티룰은?

① 1-2S ② 1-3S ③ 2-2S ④ 4-1S ⑤ R4S

20. 혈청을 냉동보관 (-25℃)을 한 후 녹인 다음 효소활성도를 측정하고자 할때 활성도가 급격히 떨어져서 불안정한 효소는?

① AST ② LD ③ CPK (or CK)
④ ALP ⑤ Lipase

21. 트랜스페린 (transferrin)은 어떤 단백질 전기영동 분획에 속하는가?

① albumin ② α_1-globulin ③ α_2-globulin
④ β-globulin ⑤ γ-globulin

22. 검사항목 중 식사 후 측정했을 때 검체에 영향을 받지 않는 것은?

① 지단백 ② 중성지방 ③ 칼륨
④ 유리지방산 ⑤ 콜레스테롤

23. 종양표지자 검사 중 장기 특이성이 높은 알파태아단백 (α-fetoprotein) 검사의 목적은?

① 대장암 ② 위암 ③ 폐암
④ 간세포암 ⑤ 전립선암

24. 성인에서 노화 적혈구를 파괴하여 빌리루빈을 형성하는 주된 장기와 핵황달(kernicterus)은 빌리루빈이 어느 장기에 비정상적으로 축적이 일어난 상태인가?

① 지라/뇌 (중추신경계)
② 이자/간
③ 간/이자
④ 콩팥/혈액
⑤ 뇌(중추신경계)/이자

25. 혈액 비단백질소성분 (NPN) 중 가장 많은것과 적은 성분으로 연결된 것은?

① 요소-요산
② 요소-크레아티닌
③ 요산-크레아티닌
④ 요소-암모니아
⑤ 크레아티닌-암모니아

26. Jaffe법 (피크르산 알카리법, alkaline picrate method)을 이용한 검사항목은?

① BUN
② Uric acid
③ Creatinine
④ Creatine
⑤ Ammonia

27. 가장 안정적이며, 간세포에 대한 색소부하검사로 사용되는 성분은?

① Bromosulfophthalein
② Indocyanine green excretion (ICG) test
③ Congo red
④ Phenolsulfophthalein
⑤ Fuchsin

11 모의고사 11회

1. 건강인의 경우 식후 어느 정도에 공복 시 혈당치가 정상치로 오는가?

① 30분 ② 2시간 ③ 4시간 ④ 5시간 ⑤ 6시간

2. 혈청 단백 cellulose acetate에서 전기 영동시 시작점에서 음극으로 밀려나는 것은?

① Albumin ② α_1- globulin ③ α_2-globulin
④ β-globulin ⑤ γ-globulin

3. 체중 kg에 비례해서 요중 1일 배설량이 일정한 것은?

① Na ② K ③ BUN ④ Creatinine ⑤ Uric acid

4. 혈액가스분석기에서 전극반응이 일어나는 위치의 내부온도는?

① 5℃ ② 15℃ ③ 20℃ ④ 25℃ ⑤ 37℃

5. 효소의 Micahelis-Menten 방정식에서 0차 방정식의 뜻은?

① 효소의 반응속도가 최대의 1/2일 때
② 효소보다 기질이 더 많을 때
③ 효소의 반응속도는 기질액의 농도와 상관없이 일정 할 때
④ 효소작용 부위에 효소가 포화되지 않았을 때의 반응속도
⑤ 효소반응속도가 기질액의 농도에 비례할 때

6. 효소검사에서 필수적인 반응조건은?

① 시간, 온도, 습도, 기질농도
② 습도, 시간, pH, 기질농도
③ 온도, 시간, 습도, pH
④ 온도, 시간, pH, 기질농도
⑤ 효소농도, 시간, 습도

7. ALT (alanine aminotransferase) 측정에서 사용되는 촉매제는?

① α-ketoglutarate ② Alanine
③ Glutamate ④ Glucose
⑤ PALP (pyridoxal phosphate-Vitamin B_6의 유도체)

8. 간에서 free cholesterol의 ester화 반응 (cholesterol 합성)에 관여하는 효소는?

① LCAT ② Choline esterase ③ Urease
④ γ-GTP ⑤ Cholesterol esterase

9. 골격근과 심근에서 만들어지고 급성심근경색(acute myocardial infarction)이 왔을 때 30분 이내에 증가하는 biomarker는?

① CK-MB ② Troponin ③ CRP
④ Myoglobin ⑤ CK-BB

10. Na^+, K^+검사에 정밀도를 요하는 이유는?

① 생체의 변동폭이 좁으므로 ② 미량 측정이므로 ③ 전해질이므로
④ 측정기계의 정밀도 ⑤ 측정원리가 우수함으로

11. Alcohol을 가함으로써 Diazo 시약과 반응하여 발색 되는 것은?

① Total bilirubin ② Indirect bilirubin ③ Direct bilirubin
④ Urobilinogen ⑤ Urobilin

12. 폐쇄성 황달 환자의 혈액에서 상승하는 물질은?

① 간접빌리루빈 ② 직접빌리루빈 ③ 우로빌리노겐
④ 우로빌린 ⑤ 빌리버딘

13. 검사법과 기능검사의 연결이 잘못된 것은?

① 마뇨산 시험 - 간 해독기능 ② 브롬설파레인 시험 - 간 이물질 배설 기능
③ 인도시아닌 그린시험 - 담즙 대사 기능 ④ 페놀설포프타레인시험 - 요세관 기능
⑤ 크레아티닌 크리어런스 - 사구체 기능

14. 용혈된 혈청을 사용하여도 결과에 큰 영향이 없는 물질은?

① ACP ② LD ③ K ④ serum iron ⑤ urea

15. 임상성적으로 정밀도를 나타내는 정도관리법은?

① 반복 측정치 ② 쌍치법 ③ 누화법
④ X-R 관리도 ⑤ Levey-Jennings

16. 요당 시험지법에서 포도당은 glucose oxidase에 의해서 H_2O_2와 무엇이 생성 되는가?

① glucosamine ② glutathione ③ glucuronic acid
④ gluconic acid ⑤ acetic acid

17. pO_2 분석전극의 원리는?

① 전류측정 ② 전위차계 ③ 전량계 ④ 전도도법 ⑤ 삼투압계

18. Ca 대사에 관계가 깊은 호르몬은?

① Insulin ② Adrenaline
③ prolactin ④ parathyroid hormone (PTH)
⑤ thyroxine

19. 포도당 측정에서 NADP+를 필요로 하는 방법은?

① GOD법 ② Hexokinase법 ③ OTB법
④ Somogyi법 ⑤ Folin-Wu법

20. 효소를 분류할 때 1번 효소는?

① 가수분해효소 ② 산화환원효소 ③ 제거효소
④ 전이효소 ⑤ 합성효소

21. 뷰렛반응은 단백질이 알칼리에서 무엇과 반응하여 청자색의 복합물을 형성하는가?

① $CuSO_4$ ② Na_2SO_4 ③ $ZnSO_4$ ④ $BaSO_4$ ⑤ NaOH

22. Breast cancer tumor marker는?

① CA-125 ② CA15-3 ③ CA19-9 ④ CEA ⑤ PIVKA-II

23. 다음 중 효소반응에 ATP를 필요로 하는 것은 어느 것인가?

① Lactate dehydrogenase ② Creatine kinase
③ Aspartate aminotransferase ④ Cholinesterase
⑤ Alkaline phosphatase

24. 전극법에 의한 포도당측정의 기본원리는?

① CO_2의 생성량 ② O_2의 소비량 ③ H_2O_2의 소비량
④ 유리전극을 사용 ⑤ 액체막 전극을 사용

25. 표준액의 측정치가 매일 일정하게 조금씩 연속하여 상승하는 변동현상을 가장 예민하게 취할 수 있는 정도 관리법은?

① 쌍치법 (Twin Plot) ② x-R관리도법
③ 누화관리도법 ④ 넘버프러스법 (Number Plus)
⑤ 콘트롤서베이 (Control Survey)

26. 멀티롤시스템에서 우발오차를 나타내는 것은?

① 1-2S ② 2-2S ③ 1-3S ④ 4-1S ⑤ 10X

27. 색소 결합법에 의한 알부민 측정에 사용되는 것과 포함되는 석신산 완충용액의 pH는?

① 메틸레드 (methyl red)/3.5 ② 브롬크레졸그린 (BCG)/4.2
③ 인도시아닌 그린 (ICG)/3.5 ④ 브롬설포프탈레인 (BSP)/4.2
⑤ 페놀프탈레인/4.7

12 모의고사 12회

1. 혈액가스 측정에 사용하는 항응고제로 옳은 것은?

① EDTA ② Heparin ③ NaF
④ Sodium citrate ⑤ Oxalate

2. 오스몰농도의 측정원리로 옳은 것은?

① 전압차 ② 전위차 ③ 빙점하강 ④ 온도차 ⑤ 전류차

3. 자동화학분석법의 장점으로 옳은 것은?

① 정도관리가 필요 없다. ② 검체소모가 적다.
③ 검체량을 조절할 수 없다. ④ 시약이 많이 필요하다.
⑤ 재검하기가 어렵다.

4. 액체와 기체가 이동상, 흡착제랑 이온교환수지를 고정상으로 이용한 검사법으로 옳은 것은?

① 전기영동법 ② 질량분석법 ③ 크로마토그래피
④ 면역전기영동법 ⑤ 효소면역분석법

5. pCO_2의 측정원리로 옳은 것은?

① 전량측정 ② pH 변화 ③ HCO_3^-변화
④ 저항 측정 ⑤ 전류측정

6. 다발성골수종 환자의소변검체에서 벤스존스단백질의 전기영동상 단백분획의 위치로 옳은 것은?

① Albumin ② α_1-globulin ③ α_2-globulin
④ ß-globulin ⑤ γ-globulin

7. 콜레스테롤(Cholesterol)로부터 생성되는 것이 아닌 것은?

① 비타민 ② 담즙산 ③ 도파민
④ 난포호르몬 ⑤ 부신피질호르몬

8. 혈청철 검사에서 발색시약으로 옳은 것은?

① methylene blue ② BCG ③ BTB
④ EDTA ⑤ ferrozine

9. 나트륨 재흡수 촉진하는 알도스테론 호르몬이 분비되는 곳으로 옳은 것은?

① 부갑상샘 ② 뇌하수체 ③ 부신피질
④ 부신수질 ⑤ 갑상샘

10. 2-3주 전 혈당을 반영하는 검사로 옳은 것은?

① HbA1c ② Fructosamine ③ 1, 5-anhydrosorbitol
④ C-peptide ⑤ OGTT

11. 동위효소가 5가지인 효소로 옳은 것은?

① LD ② ALP ③ CK ④ AST ⑤ ACP

12. 급성간염시 증가하는 효소로 옳은 것은?

① ALT ② ALP ③ CK ④ LD ⑤ ACP

13. Amylase의 기질액으로 옳은 것은?

① Starch ② Iodine ③ Alanine ④ Aspartate ⑤ NADH

14. 지질단백질 (지단백) 전기영동에서 양극방향으로 가장 멀리 이동하는 분획은?

① Pre-β-lipoprotein ② β-lipoprotein ③ Prealbumin
④ Chylomicron ⑤ α-lipoprotein

15. HbA1c 검사는 무엇을 측정하는 검사인가?

① 고지혈증 ② 신장질환 ③ 간질환 ④ 당뇨병 ⑤ 심근경색

16. 에피네프린 생산하는곳은?

① 부신겉질 ② 부신속질 ③ 뇌하수체 ④ 갑상샘 ⑤ 부갑상샘

17. 40세 여성이 우울증진단받았다. 적절한 약물은?

① 카르바마제핀 ② 디기톡신 ③ 테오필린
④ 리튬 ⑤ 사이클로스포린

18. 사구체기능검사로 옳은 것은?

① C-peptide test ② Creatinine Clearance (Ccr) test
③ BSP ④ ICG
⑤ Bilirubin

19. 산성하에 디아조 (Diazo) 시약과 반응하여 적자색을 보이는 성분으로 옳은 것은?

① LD ② CEA ③ ASP ④ ACP ⑤ Bilirubin

20. 안드로젠과 에스트로젠을 포함하여 스테로이드 호르몬을 생성하는데 사용되는 기질은? 즉, 스테로이드 호르몬의 전구물질은?

① 코르티솔 ② 카테콜아민 ③ 프로제스테론
④ 콜레스테롤 ⑤ 나이아신

21. 색소 결합법에 의한 알부민 측정에 사용되는 것은?

① 메틸레드 (methyl red) ② 브롬크레졸그린 (BCG)
③ 인도시아닌 그린 (ICG) ④ 브롬설포프탈레인 (BSP)
⑤ 페놀프탈레인

22. 혈장 단백질 전기영동에서 피브리노겐 (fibrinogen)의 위치는?

① 프리알부민
② 알부민
③ α_1-글로불린과 α_2-글로불린 사이
④ α_2-글로불린과 β-글로불린 사이
⑤ β-글로불린과 γ-글로불린 사이

23. 단백질 전기영동에 사용되는 염색시약이 아닌 것은?

① Aminoblack 10B
② Sudan black B
③ Ponceau S
④ Ponceau 3R
⑤ Coomassie Brilliant Blue

24. 혈청 단백질 중 가장 적은 분획은?

① 알부민
② α_1-글로불린
③ α_2-글로불린
④ β-글로불린
⑤ γ-글로불린

25. 건강한 사람의 혈청에서 가장 많은 단백질 분획은?

① 알부민
② α_1-글로불린
③ α_2-글로불린
④ β-글로불린
⑤ γ-글로불린

26. 1분자의 글리세롤과 3분자의 지방산이 에스테르 결합을 하고 있는 것은?

① 콜레스테롤
② 중성지방 (TG)
③ 인지질
④ IDL
⑤ Chylomicron

27. LDL의 변이형으로 아테롬성 동맥경화성 심혈관 질환의 위험성을 높여주는 것은?

① Lp(a)
② HDL
③ Apo A-I
④ Apo B-100
⑤ Apo C-I

13 모의고사 13회

1. 혈청에 가장 많은 지단백질은?

① Chylomicron ② VLDL ③ IDL
④ LDL ⑤ HDL

2. 혈당을 낮추는 호르몬은?

① 글루카곤 ② 성장 호르몬 ③ 인슐린
④ 코르티솔 ⑤ 에피네프린

3. Glucose나 육탄당이 젖산이나 pyruvate로 전환되는 과정을 무엇이라 하는가?

① Glycogenesis (글리코젠합성) ② Glycogenolysis (글리코젠 분해)
③ Gluconeogenesis (당신생) ④ Glycolysis (해당작용)
⑤ TCA cycle (크렙스 회로)

4. 다음 중 단당류는?

① Glycogen ② Starch ③ Sucrose
④ Fructose ⑤ Lactose

5. LD동종효소 중 주로 비장 (spleen)과 림프절 (lymph nodes)에서 발견되는 것은?

① LD_4 ② LD_2 ③ LD_5 ④ LD_1 ⑤ LD_3

6. Urease (요소 가수분해효소)는 요소를 분해하여 무엇을 생성하는가?

① 크레아티닌 ② 크레아티틴 ③ 요산
④ 아미노산 ⑤ 암모니아

7. 요산과 phosphotungstic acid가 반응하여 생성되는 물질은?

① 알란토인 (Allantoin) ② 탄산암모늄 ③ 암모니아
④ 요소 ⑤ 포름알데히드

8. AST와 ALT는 인체의 여러 기관에서 높은 농도로 존재하고 있는데 예외는?

① Kidney ② Brain ③ Myocardium
④ Liver ⑤ Skeletal muscle

9. 비색법으로 Mg을 측정할 때, Ca의 영향을 없애기 위해 사용하는 시약은?

① EDTA ② EGTA ③ 8-하이드록시퀴놀린
④ Ascorbic acid ⑤ 자일리딜블루

10. Tetany를 결정하기 위해서 칼슘 이외에 무엇을 측정하는가?

① 인산 ② 나트륨 ③ 콜레스테롤
④ 비타민 D ⑤ 마그네슘

11. 체내의 주된 철의 저장 형태는?

① 아포트랜스페린 ② 마이오글로빈 ③ 페리틴
④ 헤모시데린 ⑤ 헤모글로빈

12. 혈액에서 가장 많은 양을 차지하고 있는 CO_2의 형태는?

① 탄산수소이온 (HCO_3^-) ② 탄산염이온 ③ 용해된 CO_2
④ 비해리 중탄산염 ⑤ 탄산 (H_2CO_3)

13. 부신 속질에서 가장 많이 분비하는 호르몬은?

① 인슐린 ② 노르에피네프린 ③ 에피네프린
④ 도파민 ⑤ VMA

14. 가장 강력한 (활성이 높은) 안드로젠은?

① 안드로스테네디온 ② DHEA ③ 안드로스테론
④ 에티오콜라놀론 ⑤ 테스토스테론

15. VMA는 부신 속질에서 생성하는 호르몬인 에피네프린과 노르에피네프린의 최종 대사 산물이다. 혈액 및 소변에서 이 VMA (vanillymandelic acid)가 증가하는 상태는?

① 전립샘암 ② 갈색세포증 ③ 유방암 ④ 난소암 ⑤ 간세포암

16. 티아민 (비타민 B_1)의 결핍과 관련이 있는 질환은?

① 각기병 ② 펠라그라 ③ 구루병 ④ 야맹증 ⑤ 피부염

17. 다음 진공 채혈관 중 SST(Serum-separating tube)의 용도는?

① 혈장분리관 ② 혈청 분리관 ③ 혈액가스 검사용
④ 응급검사용 ⑤ 채뇨관

18. 혈당 측정용 진공채혈관의 뚜껑의 색깔은?

① 회색 ② 노란색 ③ 검은색 ④ 보라색 ⑤ 파란색

19. 플루오린화나트륨 (NaF)에 들어 있는 진공채혈관의 용도는?

① 혈액가스 측정 ② 포도당 (glucose) 측정 ③ HbA1c 측정
④ Ca 측정 ⑤ 암모니아 측정

20. 서있을 때 채혈하는 것이 누워있을 때 채혈하는것보다 높은 값을 나타내는 것은?

① 콜레스테롤 ② Total protein ③ Glucose
④ 전해질 ⑤ 크레아티닌

21. 소아의 혈청값이 성인보다 더 높은 것은?

① Glucose ② 콜레스테롤 ③ 요소 ④ 크레아티닌 ⑤ ALP

22. 응고 촉진제와 gel이 포함되어 있는 진공시험관에 채혈한 혈액을 20분동안 실온에 방치한 후 혈청을 분리하고자 하는데 원심분리의 조건은?

① 500 g, 10분 ② 1,000 g, 5분 ③ 1,200 g, 10분
④ 2,000 g, 20분 ⑤ 3,000 g, 10분

23. 혼탁액에 의해 생성된 산란광을 측정하고 수광부의 위치가 큐벳과 수평이 아닌 다양한 각도를 이루는 분석법은?

① 분광분석 ② 탁도분석 ③ 네펠로미터
④ 질량분석 ⑤ 원자흡광분석

24. 구성에서 시료주입기, 용매 이동 시스템, 정지상이 있는 칼럼, 고압펌프, 검출기로 구성된 분석장치는?

① 전기영동 ② 질량분석기
③ 화학발광 분석기 ④ 가스 크로마토그래피
⑤ HPLC (고속 액체 크로마토그래피)

25. 최근 약물분석에 주로 이용되는 분석법은?

① 원자흡광분석법 ② 산란광 분석법 ③ 반사율 분석법
④ 형광편광 면역측정법 ⑤ 방사면역측정법

26. 용액 속에 포함되어 있는 전체 용질의 입자수를 측정하는데 사용되는 분석법은?

① 전기영동 ② 삼투압 측정 ③ 크로마토그래피
④ 질량분석 ⑤ 전량분석

27. 음극은 백금, 양극은 염화은으로 구성되고 전류를 측정하는 원리를 갖는 것은?

① 산소전극 ② 이산화탄소 전극 ③ 유리전극
④ 발리노마이신 전극 ⑤ 크라운 에테르 전극

14 모의고사 14회

1. 측정치의 평균이 참값과 얼마나 일치하는지의 대한 용어는?

① 정확도 ② 정밀도 ③ 민감도 ④ 재현성 ⑤ 난이도

2. 우발오차의 원인은?

① 시약의 변질 ② 시약의 lot 변경 ③ 비색 시 기포 혼입
④ 표준액의 제작 오류 ⑤ 분석 장치의 변경

3. Transferrin에 결합되어 있는 철의 형태는?

① Fe^{+} ② Fe^{+2} ③ Fe^{+3} ④ Fe^{+4} ⑤ Fe^{+5}

4. 다음 ( ) 안에 맞는 것은? [혈청철 + ( ) = TIBC]

① 과잉의 철 ② Myoglobin ③ Siderophilin
④ transferrin ⑤ UIBC

5. 혈액에서 pH를 유지하기 위해서는 HCO_3^-와 무엇이 교환되는가?

① 나트륨 ② 칼륨 ③ 칼슘 ④ 이산화탄소 ⑤ 염화물(Cl^-)

이것을 염화물이동 (Chloride shift)라고 한다.

6. 멀티롤시스템에서 연속적인 두 개의 값 차이가 4SD를 넘을 때는?

① 2-2S ② 1-3S ③ 4-1S ④ R-4s ⑤ 10X

7. 정도관리법 중에서 계통오차(system error)와 우연오차(random error)를 쉽게 구별할 수있는 것은?

① Levey-Jenning관리도 ② X-R 관리도 ③ Cu-Sum plot법
④ Twin plot법 ⑤ CV법

8. 정상인의 LD 중 가장 많은 분획비를 차지하는 동위효소는?

① LD_1　② LD_2　③ LD_3　④ LD_4　⑤ LD_5

9. 대사성 산증(metabolic acidosis)의 상태에서 보상작용은?

① 대사성이므로 신장으로 보상작용을 한다.
② 대사성이므로 폐를 통해서 보상작용이 이루어지고 산증이기 때문에 pH를 올려줘야 한다.
③ 대사성이므로 폐를 통해서 보상작용을 하는데 산증이기 때문에 pH를 낮춰야 한다.
④ pH를 올리기 위해서는 H_2CO_3를 높여준다.
⑤ 보상작용이 이루어지지 않는다.

10. 다발성 골수종에서 보이는 벤스-존스 단백질의 특징은?

① 40-60℃에서 침전, 80-100℃에서 다시 용해
② 40-60℃에서 용해, 80-100℃에서 다시 용해
③ 40-60℃에서 용해, 80-100℃에서 다시 침전
④ 10-20℃에서 침전, 40-60℃에서 다시 용해
⑤ 10-20℃에서 용해, 40-60℃에서 다시 침전

11. 전기영동의 완충액 pH 8.6에서 감마 글로불린은 음전하를 띠고 있음에도 불구하고 음극 쪽으로 이동한다. 이러한 현상을 설명하고 있는 것은?

① 음이온 갭　② 전기삼투현상　③ 염기과잉
④ 염화물 이동　⑤ 심지유동

12. Amylase 활성을 특히 촉진하는 것은 어느 것인가?

① K^+　② Cl^-　③ Hg^+　④ Cu^{2+}　⑤ Mg^{2+}

13. LD의 동위원소 중 가장 많이 차지하는 분획은?

① LDH1　② LDH2　③ LDH3　④ LDH4　⑤ LDH5

14. AST와 ALT는 어떤 장기에 문제가 있을시 상승하는가?

① 폐 ② 간 ③ 전립선
④ 뇌하수체전엽 ⑤ 뇌하수체후엽

15. 황달지수를 측정하는데 사용하는 표준물질은?

① picric acid ② ferric chloride ③ $K_2Cr_2O_7$
④ HgI_2 ⑤ $BaSO_4$

16. Ca 측정설명이 틀린 것은?

① *o*-CPC와 반응한다.
② 이온선택성 전극법은 이온화 Ca이 측정된다.
③ 항응고제는 EDTA를 사용한다.
④ Mg의 제거시약은 8-hydroxyquinoline이다.
⑤ 부갑상선 기능저하증은 저칼슘혈증이다.

17. Cholesterol ester의 합성효소는?

① LCAT ② phospholipase ③ cholesterol oxidase
④ cholesterol esterase ⑤ lipoprotein lipase(LPL)

18. 면역글로불린은 gamma-globulin 분획에서 나타나는데 이러한 면역글로불린이 합성되는 곳은?

① 간
② 콩팥
③ T-cell
④ B-cell로부터 분화된 형질세포(plasma cell)
⑤ 근육조직

19. 요산측정과 관련이 있는 질환은?

① 신장염 ② 간염 ③ 당뇨병 ④ 통풍 ⑤ 췌장염

20. 건강인에서 어떤 성분의 평균치가 100 ㎎/㎗, 표준편차 5 ㎎/㎗이고 정규분포를 하고 있다. 정상치의 범위는?

① 97.5 ~ 102.5 ㎎/㎗ ② 95 ~ 105 ㎎/㎗ ③ 90 ~ 110㎎/㎗
④ 85 ~ 115 ㎎/㎗ ⑤ 80 ~ 120 ㎎/㎗

21. 정밀도 관리와 관계가 없는 것은?

① 회수시험 ② 넘버 플러스법
③ 항목간 check법 ④ Levey-Jennings 관리도법
⑤ 누화법

22. ceruloplasmin은 혈청 단백질 전기영동시 어느 분획에 위치하는가?

① Albumin ② α_1-globulin ③ α_2-globulin
④ β-globulin ⑤ γ-globulin

23. Serum glucose level을 증가시키지 않는 것은?

① Cortisol ② Glucagon
③ Human Placental Lactogen ④ Growth Hormone
⑤ Insulin

24. 부신 피질에서 생성되는 스테로이드 호르몬과 호르몬의 전구체(precursor)은?

① 안지오텐시노젠/LDL ② 알도스테론/콜레스테롤
③ 에피네프린/콜레스테롤 ④ 성장호르몬/HDL
⑤ 바소프레신/LDL

25. 탄산수소 이온농도가 24mmol/L이고, 탄산 농도가 1.2 mmol/L이다. pKa=6.1, log20=1.3으로 할 때, pH는?

① 7.28 ② 7.38 ③ 7.40 ④ 7.42 ⑤ 7.54

26. 칼슘 20mg/dL를 mEq/L와 mmol/L로 각각 나타내면? 단, 칼슘의 원자량은 40

① 10/10 ② 20/20 ③ 5/5 ④ 10/5 ⑤ 20/10

$$mEq/L = \frac{10 \times 20}{40/2} = 10\ mEq/L$$

mEq/L = mmol/L × 원자가

10 mEq/L = mmol/L × 2 (Ca^{2+})

mmol/L = 5 mmol/L

27. 2 M NaOH 용액으로 1 M H_2SO_4 20 mL을 중화하는데 NaOH 몇 mL이 필요한가?

① 10 ② 20 ③ 40 ④ 60 ⑤ 100

2N : XmL = 2N: 20 mL, 2X = 40 mL, X = 20 mL

15 모의고사 15회

1. 용액의 총괄성 성질과 관련이 없는 것은?

① pH ② 어는점 ③ 삼투압 ④ 증기압 ⑤ 끓는점

2. 분자의 크기에 의존하여 분리하는 크로마토그래피는?

① 박층 크로마토그래피 ② 종이 크로마토 그래피
③ 친화성 크로마토그래피 ④ 젤 여과 크로마토그래피
⑤ 이온 교환 크로마토그래피

3. 광원의 입사광과 수광부가 일직선에 있지않은것은?

① 원자흡광광도계 ② photometer ③ spectrophotometer
④ 비탁법 ⑤ 네펠로메트리

4. 칼슘과 인 대사를 조절하는 호르몬은?

① 갑상샘 호르몬 ② 부신피질 호르몬 ③ 부갑상샘 호르몬
④ 뇌하수체 전엽 호르몬 ⑤ 뇌하수체후엽 호르몬

5. pCO_2의 측정원리로 옳은 것은?

① 전량측정 ② pH변화 ③ HCO_3^-변화
④ 저항 측정 ⑤ 전압측정

6. 다발성골수종 환자의 소변검체에서 벤스존스단백질의 전기영동상 단백분획의 위치로 옳은 것은?

① Albumin ② α_1-globulin ③ α_2-globulin
④ ß-globulin ⑤ γ-globulin

7. $CuSO_4$와 결합하여 청자색을 나타내는 반응?

① 뷰렛(Biuret)법 ② BCG법 ③ BCP법
④ Karmen법 ⑤ 켈달법(Kjeldahl)

8. 비단백질소 중 함량이 가장 높은 것으로 옳은 것은?

① Uric acid ② Urea ③ Creatinine
④ Creatin ⑤ 암모니아

9. 급성 심근경색을 진단하는 데 민감한 지표는?

① CK-MM ② CK-MB ③ Lipase ④ Amylase ⑤ GGT

10. 김 아무개는 국내 대학병원을 방문하여 다음과 같은 빌리루빈 결과가 나왔다.

1일 4.3 mg/dL	2일 4.6 mg/dL
3일 4.5 mg/dL	4일 2.2 mg/dL
5일 4.4 mg/dL	6일 4.5 mg/dL

4일째 결과에 문제가 있음을 의심하고 있는데 그 가능성을 잘 설명한 것은?

① 정상적인 상태로 설명이 필요 없다. ② 검체가 용혈되었다.
③ 검체가 오래되었다. ④ 검체가 빛에 오랫동안 노출되었다.
⑤ 검체가 오염되었다.

11. 대사성 알칼리증이 의심되는 환자의 혈액가스 검사 결과를 설명한 것은?

① pCO_2 증가, pH 감소 ② pCO_2 감소, pH 상승
③ pCO_2 와 pH 모두 감소 ④ HCO_3^- 감소와 pH 증가
⑤ HCO_3^- 증가, pH 증가

12. 혈액가스 측정용 검체를 채취하는 주사기에 들어있는 항응고제는?

① 항응고제가 들어있지 않음 ② 헤파린
③ EDTA ④ 옥살산염
⑤ 탄산염

13. Tetany를 결정하기 위해서 무엇을 측정하는가?

① 인산 ② 나트륨 ③ 콜레스테롤
④ 비타민 D ⑤ 칼슘

14. 알도스테론은 무엇의 자극에 의해 부신 피질에서 방출되는가?

① 레닌 ② 안지오텐시노젠 ③ 안지오텐신 I
④ 안지오텐신 II ⑤ VMA

15. CEA는 어떤 암에서 상승하는가?

① 대장 ② 뇌 ③ 전립샘 ④ 뼈 ⑤ 간

16. 아연 프로토포르피린 또는 유리 적혈구 프로토포르피린 측정은 혈액에서 무엇을 측정하기 위한 것인가?

① 카드뮴 ② 납 ③ 비소 ④ 청산가리 ⑤ 알코올

17. 이 비타민이 결핍이 되면 응고시간의 지연과 출혈을 일으킬수 있는데 이 비타민은?

① C ② K(메나퀴논) ③ B_{12} (코발아민)
④ A ⑤ B_2(리보플라빈)

18. 응고 촉진제와 gel이 포함되어 있는 진공시험관에 채혈한 혈액을 20분동안 실온에 방치한 후 혈청을 분리하고자 하는데 원심분리의 조건은?

① 500 g, 10분 ② 1,000 g, 5분 ③ 1,200 g, 10분
④ 2,000 g, 20분 ⑤ 3,000 g, 10분

19. 죽상경화증 (atherosclerosis)의 위험을 감소시키기 위해 어떤 지질 단백질의 값이 높아야 하는가?

① chylomicron ② VLDL ③ LDL
④ TG ⑤ HDL

20. 1 M NaOH 용액은 몇 %(W/V) 용액인가? 단, 원자량은 Na=23, O=16, H=1로 한다.

① 2 ② 4 ③ 10 ④ 20 ⑤ 40

21. NaCl 1 mol/L는 몇 Osm/L 인가?

① 0.5 ② 1 ③ 2 ④ 4 ⑤ 8

22. 0.01 M 염산(HCl) 용액의 pH는?

① 2 ② 4 ③ 7 ④ 9 ⑤ 12

23. 투과율이 10%일 때 흡광도는?

① 0.1 ② 0.5 ③ 1 ④ 1.5 ⑤ 2

24. 포도당 1 M 용액 500 mL에 포함되어있는 포도당은 몇 g인가? 단 포도당의 분자량은 180으로 한다.

① 0.9 gram ② 9 gram ③ 90 gram ④ 180 gram ⑤ 360 gram

25. LD_5는 어떤 경우 증가하나?

① 심장질환 ② 뇌졸중 ③ 간염 ④ 췌장염 ⑤ 대장암

26. 기관지를 확장하는 사용하는 약물은?

① 테오필린 ② 페니토인 ③ 아미카신 ④ 리도카인 ⑤ 타크로리무스

27. 간으로 들어온 비결합형 빌리루빈은 어느 효소에 의해 결합형 빌리루빈으로 전환되는가?

① Urease
② UDPG(uridyl diphosphate glucuronyl transferase)
③ LD
④ AST
⑤ Amylase

모의고사 정답

1회 정답

1	2	3	4	5	6	7	8	9	10	11	12	13	14
②	①	③	①	④	①	④	④	⑤	④	⑤	③	④	④
15	16	17	18	19	20	21	22	23	24	25	26	27	
④	②	③	②	②	①	④	①	③	②	⑤	⑤	④	

2회 정답

1	2	3	4	5	6	7	8	9	10	11	12	13	14
③	④	③	⑤	⑤	⑤	①	④	①	①	③	②	①	①
15	16	17	18	19	20	21	22	23	24	25	26	27	
③	④	①	④	④	④	②	⑤	③	②	④	③	③	

3회 정답

1	2	3	4	5	6	7	8	9	10	11	12	13	14
④	⑤	③	⑤	①	③	②	②	②	①	①	②	④	③
15	16	17	18	19	20	21	22	23	24	25	26	27	
③	①	③	④	②	④	⑤	③	④	④	①	⑤	①	

4회 정답

1	2	3	4	5	6	7	8	9	10	11	12	13	14
⑤	⑤	①	②	③	①	①	②	⑤	④	④	⑤	①	④
15	16	17	18	19	20	21	22	23	24	25	26	27	
③	③	⑤	③	①	②	④	①	②	②	④	②	②	

5회 정답

1	2	3	4	5	6	7	8	9	10	11	12	13	14
②	①	④	①	④	⑤	⑤	④	④	①	①	①	①	②
15	16	17	18	19	20	21	22	23	24	25	26	27	
③	①	②	③	⑤	④	④	③	②	④	①	③	②	

6회 정답

1	2	3	4	5	6	7	8	9	10	11	12	13	14
④	③	③	⑤	③	③	③	①	①	③	⑤	⑤	⑤	④
15	16	17	18	19	20	21	22	23	24	25	26	27	
③	②	⑤	⑤	②	⑤	①	⑤	④	④	④	③	③	

7회 정답

1	2	3	4	5	6	7	8	9	10	11	12	13	14
③	⑤	③	①	①	③	⑤	⑤	④	①	②	①	④	④
15	16	17	18	19	20	21	22	23	24	25	26	27	
③	⑤	①	②	②	②	②	④	④	②	⑤	④	①	

8회 정답

1	2	3	4	5	6	7	8	9	10	11	12	13	14
⑤	④	⑤	③	②	④	②	②	④	③	②	③	①	③
15	16	17	18	19	20	21	22	23	24	25	26	27	
④	②	⑤	④	③	①	①	③	④	⑤	⑤	①	②	

9회 정답

1	2	3	4	5	6	7	8	9	10	11	12	13	14
④	③	②	②	⑤	②	③	③	②	④	⑤	①	⑤	①
15	16	17	18	19	20	21	22	23	24	25	26	27	
④	⑤	③	⑤	②	②	④	①	②	④	④	③	④	

10회 정답

1	2	3	4	5	6	7	8	9	10	11	12	13	14
②	④	②	③	③	②	④	⑤	①	①	⑤	②	③	①
15	16	17	18	19	20	21	22	23	24	25	26	27	
③	⑤	④	③	①	②	④	⑤	④	①	④	③	②	

11회 정답

1	2	3	4	5	6	7	8	9	10	11	12	13	14
②	⑤	④	⑤	③	④	⑤	①	④	①	②	②	③	⑤
15	16	17	18	19	20	21	22	23	24	25	26	27	
①	④	①	④	②	②	①	②	②	②	③	③	②	

12회 정답

1	2	3	4	5	6	7	8	9	10	11	12	13	14
②	③	②	③	②	⑤	③	⑤	③	②	①	①	①	⑤
15	16	17	18	19	20	21	22	23	24	25	26	27	
④	②	④	②	⑤	④	②	⑤	②	②	①	②	①	

13회 정답

1	2	3	4	5	6	7	8	9	10	11	12	13	14
④	③	④	④	②	⑤	①	②	②	⑤	③	①	③	⑤
15	16	17	18	19	20	21	22	23	24	25	26	27	
②	①	②	①	②	②	⑤	③	③	⑤	④	②	①	

14회 정답

1	2	3	4	5	6	7	8	9	10	11	12	13	14
①	③	③	⑤	⑤	④	④	②	②	①	②	②	②	②
15	16	17	18	19	20	21	22	23	24	25	26	27	
③	③	①	④	④	③	③	③	⑤	①	③	④	②	

15회 정답

1	2	3	4	5	6	7	8	9	10	11	12	13	14
①	④	⑤	③	②	⑤	①	②	②	④	①	②	⑤	④
15	16	17	18	19	20	21	22	23	24	25	26	27	
①	②	②	③	③	②	③	①	③	③	③	①	②	

참고문헌

1. 임상화학교재편찬위원회, 임상화학 I, 청구문화사, 2022.
2. 임상화학교재편찬위원회, 임상화학 II, 청구문화사, 2023.
3. 박철인, 임상화학 II, 청구문화사 2020.
4. 한국임상화학연구회, 임상화학문제집, 청구문화사, 2017.

임상화학문제집

2023년 9월　5일 초판인쇄
2023년 9월 10일 초판발행

지은이 : 임상화학연구회
펴낸이 : 이상태
펴낸곳 : 청구문화사
주소 : (03706) 서울특별시 서대문구 성산로11길 15
전화 : 02)332-0541　FAX : 02)337-9577
등록 : 1990년 11월 2일 제9-247호

가격 20,000원

ISBN 978-89-5616-913-2 93510